结核病

疾控科普系列

"三区三州"健康促进科普丛书

国家卫生健康委员会疾病预防控制局　组织编写

周琳　刘磊　主编

人民卫生出版社

编者名单

前　言

脱贫攻坚，健康为先。2016年8月，习近平总书记在全国卫生与健康大会上强调"没有全民健康，就没有全面小康""小康不小康，关键看老乡"，习总书记同时指出：全面建成小康社会，最艰巨最繁重的任务在农村，特别是在贫困地区。没有农村的小康，特别是没有贫困地区的小康，就没有全面建成小康社会。

结核病是严重影响人民群众身体健康的慢性传染病，我国是全球结核病高负担国家，每年新发肺结核近百万例。农村地区是结核病的高发区域，结核病不仅对健康造成直接影响，同时结核病的治疗等花费也使本不富裕的家庭雪上加霜，在部分地区，因病致贫、因病返贫现象比较突出。另一方面，农村群众在结核病防治知识的普及、对结核病的防范意识、患病后如何正确坚持治疗、如何养成良好的卫生习惯等方面还存在不同程度的薄弱环节。因此加强结核病科普宣传，特别是针对基层，针对贫困地区，增强广大人民群众防病意识，让老百姓少生病甚至不生病，是当前结核病健康扶贫工作的关键环节，是实现从"以治病为中心"到"以健康为中心"的重要抓手，也是持续推进"健康中国"战略建设的有力手段。

为积极落实国家卫生健康委员会健康扶贫攻坚工作部署，广东省结核病控制中心组织国内相关领域权威专家，在当前结核病健康扶贫攻坚的关键时刻编写本书。本书以问答的形式，图文并茂，用通俗朴实的语言，为读者简明介绍结核病防治知识，推进了解认识结核病，远离结核病威胁，正视结核病防控，维护广大人民群众身体健康，为健康扶贫助力。

本书内容涵盖结核病的防、治、管、控各环节，注重结核病防治核心信息传播，内容与时俱进，希望有力促进广大农村地区群众结核病防治意识的提高，促进养成健康文明的生活行为习惯，不断提高人群健康素养水平，继续构建全社会参与防治的良好社会氛围，切实降低结核病的疫情，保护人民群众健康，促进全球终止结核病目标的实现。

周 琳 刘 磊
2019 年 3 月

目 录

2　1. 什么是结核病

3　2. 结核病历史有多久

4　3. 全球结核病的发病和死亡情况如何

5　4. 我国结核病的发病和死亡情况如何

6　5. 为什么将肺结核列为乙类传染病进行管理

7　6. 肺结核的危害有哪些

8　7. 肺结核是怎样传播的

9　8. 哪些人容易受到结核菌感染

11　9. 接触过肺结核患者，就一定会感染结核菌吗

12　10. 人体感染结核菌后一定会发病吗

12　11. 我国耐药结核病的发病情况如何

13　12. 我国结核分枝杆菌 / 艾滋病病毒双重感染的发病情况如何

14　13. 3 月 24 日世界防治结核病日的由来是什么

16　14. 我国在结核病防控中取得的成就如何

17　15. 结核病防控仍然面临什么挑战

19　16. 结核病防治核心信息和知识要点是什么

一、认知篇

二、预防篇

24　1. 全球控制结核病的策略是什么

26　2. 我国控制结核病的目标是什么

27　3. 当前预防结核病的办法有哪些

29　4. 肺结核患者应如何避免传播结核菌

31　5. 与肺结核患者密切接触的人怎样做好个人防护

33　6. 为什么刚出生的婴儿要接种卡介苗

34　7. 接种卡介苗后在成年人阶段还有保护效果吗

35　8. 日常生活中哪些方法可以减少或杀灭结核菌

37　9. 什么是肺结核的预防性治疗,哪些人需要进行预防性治疗

38　10. 学校如何预防肺结核

40　11. 儿童怎样预防肺结核

42　12. 老年人怎样预防肺结核

44　13. 流动人口怎样预防肺结核

46　14. 糖尿病患者怎样预防肺结核

48　15. 艾滋病病毒感染者 / 艾滋病患者怎样预防肺结核

50　16. 尘肺病患者怎样预防肺结核

52　17. 怎样预防耐药结核病的发生

56　1. 肺结核常见的临床症状是什么

57　2. 什么是肺结核的可疑症状者

58　3. 肺结核可疑症状者应该去哪里看病

59　4. 肺结核可疑症状者在看病时通常需要做哪些检查

60　5. 诊断肺结核时,为什么一定要做痰病原学检查

61　6. 怎样留取合格的痰标本来做检查

64　7. 肺结核分哪几种类型

65　8. 医疗卫生机构发现肺结核和疑似患者时为什么要做疫情报告

67　9. 我国对肺结核可疑症状者及肺结核患者实施哪些免费检查
　　　政策

68　10. 哪些肺结核患者需要接受抗结核药物治疗

69　11. 肺结核患者都需要住院治疗吗

70　12. 肺结核患者居家治疗需要注意哪些问题

72　13. 治疗普通肺结核患者常用的抗结核药物有哪些

74　14. 普通肺结核患者治疗时间需要多长

76　15. 抗结核治疗的原则是什么

77　16. 服用抗结核药物时应注意哪些事宜

79　17. 保存抗结核药物要注意哪些事宜

80　18. 不规律服药有什么危害

82　19. 服用抗结核药物后可能发生哪些不良反应

84　20. 如果出现抗结核药物的不良反应,需要如何处理

87　21. 肺结核患者治疗期间需要做哪些检查

89　22. 肺结核患者外出期间如何坚持服药

90　23. 患者的治疗管理一般由谁来做,如何做

92　24. 目前有哪些新智能工具用于管理患者服药

94　25. 耐多药肺结核如何进行治疗

三、治疗篇

95　26. 耐多药肺结核治疗期间应注意哪些问题

97　27. 结核分枝杆菌 / 艾滋病病毒双重感染患者如何进行治疗

99　28. 肺结核合并糖尿病时治疗应该注意什么

101　29. 结核病患者健康服务管理项目可以为结核病患者提供哪些治疗
　　　　 帮助

103　30. 治疗期间怎样做好饮食调养和身体锻炼

105　31. 肺结核患者常见的心理问题有哪些,患者如何做好自我心态的
　　　　 调整

107　32. 如何关爱肺结核患者

109　33. 我国对肺结核患者治疗有哪些免费的政策

112　1. 肺结核可以治好吗

113　2. 结核病能被彻底消灭吗

114　3. 当前我国治疗结核病的机构主要有哪些

116　4. 肺结核会遗传吗

117　5. 学生得了肺结核怎么办

119　6. 外地务工人员得了肺结核怎么办

121　7. 肺结核患者能结婚吗

122　8. 患肺结核的妇女能生育吗

123　9. 哺乳期查出肺结核怎么办

124　10. 为什么肺结核患者不能吸烟与饮酒

126　11. 有传染性的肺结核患者治愈后还会传染给周围的人吗

127　12. 肺结核治好后还会复发吗

129　13. 耐多药结核病有哪些危害

四、答疑篇

一、认知篇

1. 什么是结核病

结核病是由结核分枝杆菌感染人体后引起的慢性传染病。结核分枝杆菌可以侵犯人体任何部位,人体除头发和指甲外都可发生结核病。结核分枝杆菌如侵犯肺脏,就叫肺结核,侵犯骨骼,就叫骨结核等。肺脏是最常被侵犯的器官,肺结核占各种类型结核病的 80% 以上,是迄今为止导致死亡人数最多的传染病。肺结核也是当前严重危害我国人民群众身体健康的重大传染病,被我国定为乙类法定报告传染病。19 世纪,在抗生素发明以前,结核病给人类健康带来极大威胁,曾被称为"白色瘟疫",我国则把结核病称为"痨病",肺结核称为"肺痨"。过去人们常说的"十痨九死",是对肺结核患者悲惨结局的真实写照。直到 1943 年链霉素研发成功才迎来了攻克结核病的真正转机,随后,多种抗结核药物相继问世,结核病的治疗取得突破性进展,患者生命因此得到挽救。

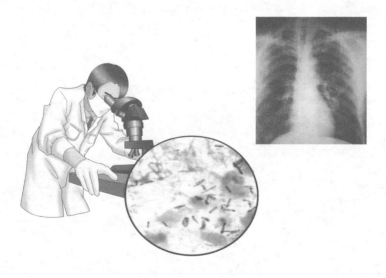

2. 结核病历史有多久

结核病是一个很古老的疾病,其历史比人类的历史要长得多。考古学家通过对古人遗骸的研究,发现距今 7 000 年以前的古代就已经有结核性疾病了。最早有关结核病的文字记载,可追溯到古希腊医学家希波克拉底(公元前 460—公元前 370 年)的记录。他第一次详细记载了肺结核,并且认为肺结核是一种传染性疾病。

我国最早的医书《黄帝内经·素问》(公元前 403—公元前 211 年)上就有类似肺结核病症状的记载。宋代以前,结核病的名称有很多,诸如劳疰、虫疰、毒疰、肺痿疾、劳嗽、急痨等,足可见人们对这个病的恐惧。从宋代开始用痨瘵(痨病)作为结核病统称,代替了其它名称,从晚清至今,中医称肺结核为肺痨。西医传入我国后,一般称之为肺结核。我国 2500 年前就有结核病的遗迹,比如在我国马王堆里出土的辛追夫人的肺部就发现了结核钙化病灶。

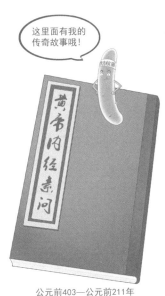

这里面有我的传奇故事哦!

公元前403—公元前211年

3. 全球结核病的发病和死亡情况如何

世界卫生组织《2018 年全球结核病控制报告》指出：2017 年，全球范围内估计有 1 000 万结核病新发病例，其中男性 580 万例，女性 320 万例和儿童 100 万例，结核病发病率为 133/10 万。结核病患者遍及各国及不同年龄组中，其中小于 15 岁的儿童患者和艾滋病病毒感染者分别占新发患者的 10% 和 9%，其余为成年患者。2/3 患者来自于以下 8 个国家：印度（27%）、中国（9%）、印度尼西亚（8%）、菲律宾（6%）、巴基斯坦（5%）、尼日利亚（4%）、孟加拉国（4%）和南非（3%）。世界卫生组织确定的 30 个结核病高负担国家中，上述 8 个国家均在列，上述国家和其它 22 个国家结核病患者数占全球结核病患者数的 87%。全球结核病发病数和报告发病率均在缓慢下降，结核病的发病率年递减率约为 2%。

2017 年全球估计新发利福平耐药结核病患者 56 万例，其中 82% 为耐多药结核病。3 个国家利福平耐药 / 耐多药结核病发病例数几乎占全球耐药结核病总例数的一半，包括印度（24%）、中国（13%）和俄罗斯（10%）。在全球范围内，3.6% 的新结核病患者和 17% 的复治患者发生了利福平耐药 / 耐多药结核病，2017 年的耐多药患者中，估计有 8.5% 为广泛耐药结核病。

2017 年估计有 157 万人死于结核病，死亡率为 17/10 万，较 2000 年的 23/10 万有所下降，但结核病仍是排在全球十大死因的疾病。

4. 我国结核病的发病和死亡情况如何

肺结核是严重危害我国人民群众身体健康的重大传染病,被我国定为乙类法定报告传染病。近年来,在法定报告的甲、乙类传染病中,肺结核发病数和死亡数都居第二位,是我国发病、死亡人数较多的传染病之一。2018 年我国报告 82.9 万新发结核病例,报告发病率为 59.3/10 万。尽管我国结核病的发病率低于全球平均水平,但因我国人口基数大,发病人数在全球 30 个结核病高负担国家中排第二位。耐多药肺结核危害日益凸显,2017 年根据结核病发病数估算的中国利福平耐药结核病患者数为 7.3 万(占全球 13%)。结核分枝杆菌 / 艾滋病病毒双重感染人数 1.2 万。我国结核病的疫情特点是农村高于城市,西部明显高于东部和中部地区,男性高于女性,报告发病率随年龄增长呈现上升趋势,其中 0~14 岁组报告发病率较低,15~20 岁和 65~70 岁两个年龄段报告发病率显著升高。2017 年我国结核病死亡数为 3.7 万,结核病死亡率为 2.6/10 万,结核病死亡率排在 30 个高负担国家中的第 29 位。

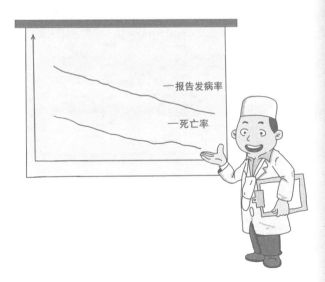

5. 为什么将肺结核列为乙类传染病进行管理

根据传染病病原体的传播方式、速度及其对人类危害程度,我国将传染病分为甲、乙、丙三类,其中甲类传染病最严重,称为强制管理传染病,乙类传染病严重程度其次,称为严格管理的传染病。根据我国结核病的流行和发病情况,肺结核被列为乙类传染病进行管理,这样定的原因一是肺结核是我国发病和死亡人数较多的传染病之一,是严重威胁人民健康的重大传染病;其次,肺结核通过呼吸道传播,人人都有可能被感染,1名传染性肺结核患者若不加以治疗,1年平均可感染10~15名健康人;第三,耐药结核病传染性更强,危害更大,感染耐药结核菌的患者一经发病就是耐药结核病;第四,结核病防治问题是公共卫生和社会问题,需要加大政府领导力度、多部门合作、全社会参与,严格依法进行管理和防控。

6. 肺结核的危害有哪些

肺结核是严重威胁人类健康的慢性传染病，其危害主要体现在对个人、家庭和社会等方面。

对个人危害：肺结核会严重影响患者个人健康。肺结核主要侵犯人体肺部，如果治疗不及时、不彻底，病变会破坏正常肺组织，形成干酪坏死、空洞或纤维化，影响通气功能，降低生活质量，严重的还会导致劳动能力丧失，甚至死亡。

对家庭危害：肺结核通过呼吸道传播，传染性强，危及他人的身体健康。家庭成员与患者密切接触，大大增加被传染和发病风险。患者发病期间劳动能力减低或丧失，导致家庭收入减少，同时，因诊治疾病支出造成患者家庭的经济损失，更让患者雪上加霜。

对社会危害：肺结核的致病元凶结核杆菌很容易在人群中进行传播，尤其是大型企事业单位、学校、托幼等机构，如果防控措施不当，可能会引起多人发病的聚集性疫情，不仅危害个体健康，同时带来不良的社会影响。如果是耐药结核病，其危害性更为严重。另外，由于大部分肺结核患者是青壮年，处于最具生产能力的年龄段，若不控制疫情，保护劳动力，将会造成国民经济的较大损失。在我国某些农村地区，肺结核也是影响脱贫攻坚工作实施的重要原因之一。

7. 肺结核是怎样传播的

肺结核的传染源主要是痰中带有结核菌的肺结核患者，尤其患者在未获得有效治疗前，细菌生长活跃，最具传染性。肺结核传染性的大小与传染性患者的病情严重程度、排菌量的多少、咳嗽的频度、患者居住房间的通风情况、以及接触者的密切程度及个体抵抗力等因素有关。

结核杆菌主要以飞沫的形式通过呼吸道传染，肺结核患者咳嗽、打喷嚏、大声说话和唱歌均可以产生含结核杆菌的飞沫，其中打喷嚏产生的含菌飞沫数量最多，咳嗽排第二位。健康人可以因吸入含菌的飞沫而受到感染。结核病还可通过尘埃传播，即痰中的结核菌随着尘埃飞扬在空中，被人们吸入后发生感染和发病。

结核杆菌也可以通过其他途径传染，如经消化道传播，通过饮用未经消毒的患结核病牛的牛奶引起，加强牛奶消毒管理可以避免感染；还有极少部分是通过破损皮肤、黏膜接触等感染。

8. 哪些人容易受到结核菌感染

人群对于结核杆菌普遍易感，即所有的人都有可能感染结核杆菌。但是，由于人体免疫防御系统的作用，并不是所有接触结核杆菌的人均会受到感染。接触了是否受到感染，除与接触的结核菌的毒力、数量、频度因素有关以外，主要与机体对结核菌的抵抗力有关。下列人群容易受到结核菌感染：

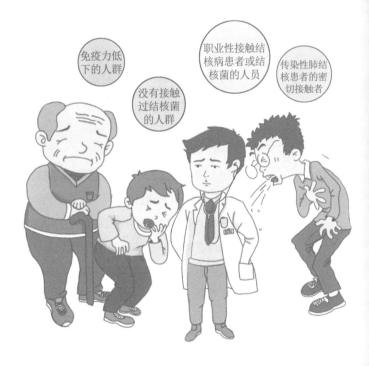

免疫力低下的人群

没有接触过结核菌的人群

职业性接触结核病患者或结核菌的人员

传染性肺结核患者的密切接触者

（1）传染性肺结核患者的密切接触者：如与患者共同居住的家人（尤其是儿童）、同一办公室的同事、同寝室的同学以及其他长时间在通风不良环境中共同生活和工作的人群。由于他们与患者有较长时间的密切接触，患者在谈话、咳嗽、打喷嚏时排出的结核菌很容易被他们吸入而导致感染。

（2）免疫力低下的人群：如婴幼儿、青春期、老年人、营养不良者、艾滋病病毒感染者、尘肺病患者、糖尿病患者、胃切除术后或长期使用免疫抑制剂的人，因为他们的抵抗力普遍低，容易受到结核菌感染。

（3）未接触过结核菌的人群：从未接触过结核菌，如偏远山区的儿童或从未接种过卡介苗的婴幼儿，往往对结核菌也缺乏抵抗力。

（4）因职业接触肺结核患者或结核菌的人员：如结核病定点医疗机构工作人员、综合医疗机构呼吸科医务人员、健康体检机构的工作人员；从事结核菌检查、运输的人员等。由于他们从事与传染性结核病患者或结核菌接触的职业，如果感染控制措施不够完善，诊室缺乏有效的通风和消毒措施，或工作人员防范意识不足、防护措施不当，容易导致结核菌感染。

9. 接触过肺结核患者，就一定会感染结核菌吗

不一定。结核病患者分为有传染性和无传染性，即患者向外排出结核菌和不排出结核菌两种情况，如果接触的患者是不排菌患者，就不存在被感染的风险。

即使接触排菌的患者，也不一定都会感染结核菌。健康人接触过肺结核患者后，是否被感染，主要取决于该患者是否接受有效的治疗，如果接受的话，其排菌量会大幅度减少或消失，传染性也大幅度下降。此外，还与排出结核菌数量多少、毒力强弱以及机体抵抗力强弱有关。当排出的结核菌数量少、毒力弱，或者机体抵抗力强，进入机体内的结核菌会被机体自身的免疫防御系统阻挡或杀灭，也不会发生感染。而当进入人体的结核菌与机体抵抗力间形成动态平衡时，结核菌将隐藏于人体内，但不会大量繁殖，也不会引起发病，机体成为结核菌的感染者。

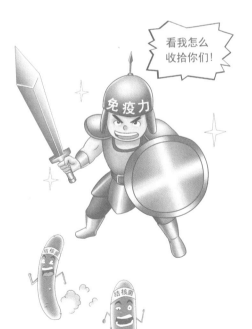

看我怎么收拾你们!

免疫力

结核菌

结核菌

10. 人体感染结核菌后一定会发病吗

不一定会发病。人体初次感染结核菌后,会产生针对结核菌的特异性免疫,降低或阻止结核菌繁殖,进而杀灭结核菌。从感染到发病是机体与结核菌互相斗争、互相制约的结果。人体感染结核菌后是否发病取决于两个方面的因素,一是感染结核菌的毒力强弱和结核菌的数量多少;二是机体的免疫状态。如果感染的结核菌数量少、毒力弱,可以完全被机体免疫系统杀灭,就不会发病。如果感染的结核菌数量非常多、毒力强,或者机体免疫力很低,不能阻止结核菌大量繁殖,人体就会发病。如果感染的结核菌与人体免疫力达成动态平衡,结核菌会在人体内存留下来,成为感染者,这些感染者在免疫力低的时候,体内结核菌会趁机大量繁殖,引起结核病。其实 90% 的感染者都不会发病,只有约 10% 的感染者在一生中最终发展为结核病,其中发病多在感染后 1~2 年内发生。

11. 我国耐药结核病的发病情况如何

耐药结核病是指结核病患者体内的结核菌对抗治疗结核的药物产生了抗药性,不能被一种或多种抗结核药物所杀死,与普通结核病相比,耐药结核病的治疗时间长达 18~24 个月,是普通患者的 3~4 倍;治疗费用是普通患者的几十甚至百倍。此外,被耐药菌感染的个体一旦发病就是耐药结核病,大大增加了治疗难度。

世界卫生组织估计，2017 年我国登记的肺结核患者中，利福平耐药结核病的患者数约 7.3 万例，其中耐多药结核病占 75%。中国耐药结核病负担位居全球第二位，新患者和复治患者的利福平耐药率均高于全球和结核病高负担国家的平均水平。

12. 我国结核分枝杆菌 / 艾滋病病毒双重感染的发病情况如何

艾滋病是由人类免疫缺陷病毒感染所导致的慢性传染病。结核分枝杆菌 / 艾滋病病毒双重感染是指人类免疫缺陷病毒感染者或艾滋病患者同时感染了结核菌或患有结核病。

我国是全球艾滋病合并结核高负担国家之一。2017 年世界卫生组织估计我国结核分枝杆菌 / 艾滋病病毒双重感染者发病人数约 1.2 万，报告发病率为 0.82/10 万。

由于艾滋病病毒感染者 / 艾滋病患者体内免疫细胞受损，免疫力低下，机体易发生多种感染，结核分枝杆菌感染是常见的感染之一。同时，艾滋病病毒感染 / 艾滋病的存在也加快了新近感染或潜伏感染结核菌的患者发展为活动性结核病。结核菌感染是引起艾滋病毒感染者 / 艾滋病患者死亡的主要原因，结核病患者中艾滋病病毒感染也明显高于普通人群，两者互为因果，相互促进，带来沉重的疾病负担。

13. 3月24日世界防治结核病日的由来是什么

3月24日是世界防治结核病日,这个纪念日的确定有着不同寻常的意义。1882年3月24日,德国著名科学家罗伯特·科赫在柏林宣布发现结核病的致病元凶——结核杆菌,为结核病研究和控制工作提供了重要的科学基础,为可能消除结核病带来了希望。

1982年,在纪念罗伯特·科赫发现结核杆菌100周年活动上,有与会者提议要像其他世界卫生日一样设立世界防治结核病日(World TB Day)。1995年底,世界卫生组织为更进一步推动全球结核病预防控制工作,唤起公众与结核病作斗争的意识,与其他国际组织的倡议达成共识。于是,1996年3月24日,第一个世界防治结核病日诞生了!

每年全球都会在3月24日期间组织各类活动,以提高公众关于结核病对健康、社会和经济的破坏性影响的认识,并督促加快终止全球结核病疫情的努力。

1996年2月8日,我国原卫生部发文,要积极响应世界卫生组织的倡议,积极开展3.24世界防治结核病日主题宣传活动。从1996年到2019年,我国已经连续开展了24年的主题宣传活动,在推动政府对结核病防治工作的关注和重视、深化结核病防治的社会氛围、提高公众结核病防治的认识、提升全民健康素养水平发挥了重要作用。

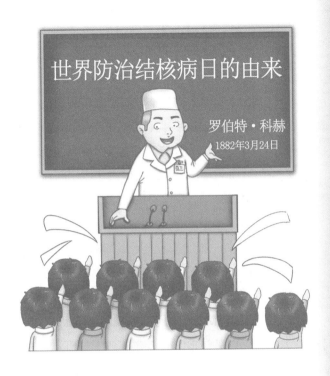

14. 我国在结核病防控中取得的成就如何

我国结核病控制工作的成就得到国际社会的高度肯定。我国在结核病防控工作中有两个具有里程碑意义的成就：

（1）实现了现代结核病控制策略（DOTS 策略）的目标：2005年，中国如期实现了向国际社会承诺的结核病控制阶段性目标——DOTS 策略覆盖率 100%，新涂阳肺结核患者发现率 70% 和治愈率 85%，促进了中国所在的西太平洋地区成为全球 6 个地区中唯一按期达标的地区。

（2）提前 5 年实现联合国千年发展目标（MDG）：我国在 1990—2010 年间，全国涂阳肺结核患病率从 170/10 万下降到 59/10 万，20 年间下降了 65%；结核病的死亡率从 20/10 万下降到 3.9/10 万，下降了近 80%，提前 5 年实现了联合国千年发展目标（MDG）的结核病控制目标，即到 2015 年结核病患病率和死亡率（在 1990 年的基础上）下降 50%。

党和政府对结核病的防治工作历来高度重视，近年来，我国结核病防治服务体系不断完善，国务院连续印发《全国结核病防治规划》，结核病防治工作纳入《"健康中国 2030"规划纲要》。各地不断健全结核病防治服务网络，强化结核病定点医疗机构、疾控机构、基层医疗卫生机构的协调配合，优化服务模式，实施"防、治、管"三位一体的服务模式。经过一系列的措施，我国结核病控制效果显著。2011 年以来，结核病发病率每年以约 3% 的幅度下降，结核病死亡率每年以约 4.2% 的幅度在下降，均明显高于全球年平均递降水平，肺结核的成功治疗率多年保持在 90% 以上。

15. 结核病防控仍然面临什么挑战

　　我国结核病防治依然面临一定难点和挑战，防控工作任重而道远。

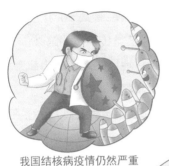

我国结核病疫情仍然严重

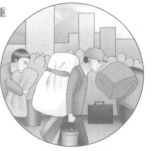

耐药结核病防控任务艰难

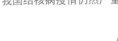

流动人口增加发现和管理难度

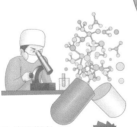

治疗周期长，新药新技术推广难度大

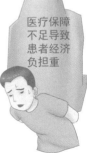

医疗保障不足导致患者经济负担重

（1）我国结核病疫情仍然比较严重，是全球 30 个结核病高负担国家之一，尽管发病率不到全球一半，但结核病发病人数仍然较多，位居全球第 2 位，每年新发结核病患者数 80 余万，结核病报告发病数居我国甲、乙类传染病的第 2 位。

（2）中西部和农村地区的结核病患病率相对较高，存在因病致贫、因病返贫的现象。

（3）防治工作缺乏新技术和新方法。在世界范围内，尚未研发出有效疫苗，缺乏新型药品及短程的治疗方案。

（4）影响因素复杂。人口流动、人口老龄化等都是结核病的社会影响因素，任何降低机体免疫力的个人行为因素和疾病都可使结核潜伏感染者发病。

（5）社会对结核病关注度低，公众防治知识普及不够，防范意识差。

16. 结核病防治核心信息和知识要点是什么

（1）肺结核是长期严重危害人民健康的慢性传染病。

1）结核病又叫"痨病"，由结核杆菌引起，主要侵害人体肺部，发生肺结核。

2）肺结核在我国法定报告甲乙类传染病中发病和死亡数排在第 2 位。

3）得了肺结核如发现不及时，治疗不彻底，会对健康造成严重危害，甚至可引起呼吸衰竭和死亡，给患者和家庭带来沉重的经济负担。

（2）肺结核主要通过呼吸道传播，人人都有可能被感染。

1）肺结核是呼吸道传染病，很容易发生传播。

2）肺结核病人通过咳嗽、咳痰、打喷嚏将结核菌播散到空气中，健康人吸入带有结核菌的飞沫即可能受到感染。

3）与肺结核病人共同居住，同室工作、学习的人都是肺结核病人的密切接触者，有可能感染结核菌，应及时到医院去检查排除。

4）艾滋病毒感染者、免疫力低下者、糖尿病病人、尘肺病人、老年人等都是容易发病的人群，应每年定期进行结核病检查。

（3）咳嗽、咳痰2周以上，应怀疑得了肺结核，要及时就诊。

1）肺结核的常见症状是咳嗽、咳痰，如果这些症状持续2周以上，应高度怀疑得了肺结核，要及时到医院看病。

2）肺结核还会伴有痰中带血、低烧、夜间出汗、午后发热、胸痛、疲乏无力、体重减轻、呼吸困难等症状。

3）怀疑得了肺结核，要及时到当地结核病定点医疗机构就诊。县（区、旗）、地市、省（区、市）等区域均设有结核病定点医疗机构。

（4）不随地吐痰，咳嗽、打喷嚏时掩口鼻，戴口罩可以减少肺结核的传播。

1）肺结核病人咳嗽、打喷嚏时，应避让他人、遮掩口鼻。

2）肺结核病人不要随地吐痰，要将痰液吐在有消毒液的带盖痰盂里；不方便时可将痰吐在消毒湿纸巾或密封痰袋里。

3）肺结核病人尽量不去人群密集的公共场所，如必须去，应当佩戴口罩。

4）居家治疗的肺结核病人，应尽量与他人分室居住，保持居室通风，佩戴口罩，避免家人被感染。

5）肺结核可防可治。加强营养，提高人体抵抗力，有助于预防肺结核。

（5）规范全程治疗,绝大多数患者可以治愈,还可避免传染他人。

1）肺结核治疗全程为 6~8 个月,耐药肺结核治疗全程为 18~24 个月。

2）按医生要求规范治疗,绝大多数肺结核病人都可以治愈。自己恢复健康,同时保护家人。

3）肺结核病人如果不规范治疗,容易产生耐药肺结核。病人一旦耐药,治愈率低,治疗费用高,社会危害大。

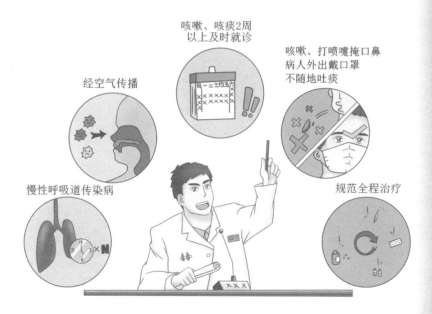

经空气传播

咳嗽、咳痰2周以上及时就诊

咳嗽、打喷嚏掩口鼻
病人外出戴口罩
不随地吐痰

慢性呼吸道传染病

规范全程治疗

二、预防篇

1. 全球控制结核病的策略是什么

全球结核病控制策略是世界卫生组织根据结核病防治需要而制订的控制指导原则，目的是加强和促进各国结核病防治规划的实施。全球结核病控制策略经历了早期的现代结核病控制策略（DOTS）（1991—2005年）、遏制结核病策略（2006—2015年）和当今的终止结核病策略（2016—2035年）。

终止结核病策略的总目标是"终止全球结核病流行"，包含3个高层次的指标：一是到2035年，结核病死亡人数在2015年的基础上减少95%；二是到2035年，结核病发病率在2015年的基础上减少90%（发病率下降到10/10万）；三是因为结核病导致灾难性支出家庭比例为零。为实现这一宏伟目标，世界卫生组织提出3大工作支柱。3个支柱是：以患者为中心的一体化的关怀和预防；有力的政策和支持系统（包括全民健康覆盖、社会保障和对结核病影响因素的行动）；加强研究和创新。

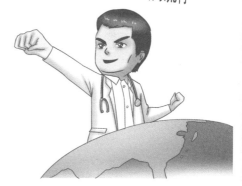

一个没有结核病的世界

结束全球结核病流行

2. 我国控制结核病的目标是什么

结核病严重危害人类健康,也是我国重大公共卫生问题和影响广泛的民生问题。我国政府高度重视结核病的防治工作,本着对人民群众身体健康和生命安全高度负责的精神,完善由政府领导、部门合作、全社会协同、大众参与的结核病防治机制;健全以疾病预防控制机构、结核病定点医疗机构、基层医疗卫生机构分工明确、协调配合的新型防治服务体系,实现及早发现并全程规范治疗,使人民群众享有公平可及、系统连续的预防、治疗、康复等防治服务的目标。

3. 当前预防结核病的办法有哪些

预防和控制任何一个传染病,重在做好三个方面措施:一是控制传染源,防止传播给其他人;二是切断传播途径,也就是使引起传染病的病原体没有渠道向周围传播;三是保护好易感人群,使健康人避免被感染。就结核病而言,要采取以下措施:

首先,最重要的是控制传染源,应该尽早地发现隐藏在人群中的传染源,并予以彻底治疗,缩短传染期,减少其对周围人群传染。这是预防结核病最有效也是最重要的措施。

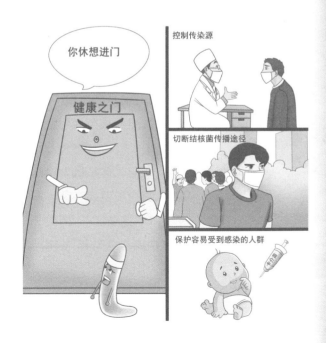

其次,切断结核菌的传播途径。肺结核以呼吸道传播为主,发现传染源后要采取隔离等防护措施,减少患者与家庭成员、同事、同学等密切接触。患者在必须与他人接触时要佩戴口罩,避免结核菌的扩散;患者要注意不要面对他人咳嗽、打喷嚏,要用手帕或手肘内侧捂住口鼻;不随地吐痰,要把痰吐在痰盂内,然后进行消毒处理。排菌结核患者还应尽量避免与婴幼儿、老年人密切接触;要注意居住和工作环境通风,通风最简单的做法是打开门窗让室内有自然风,建议每天至少通风2次,每次通风时间不少于30分钟。

最后,保护容易受到感染的人群。如给刚出生的婴幼儿接种卡介苗,对于预防儿童结核病,特别是预防儿童粟粒性结核和结核性脑膜炎效果显著。另外,对感染结核菌后易发病的高危人群,可进行结核病的预防性治疗。因为结核菌可在人体内长期存在,一旦人体抵抗力降低,结核菌就可能快速繁殖,人就可能发病。这些高危人群包括:与病原学阳性肺结核患者密切接触的5岁以下儿童和学生、艾滋病病毒感染者、使用肿瘤坏死因子治疗患者、长期应用透析治疗患者、器官移植或骨髓移植者、矽肺患者、长期使用糖皮质激素或其他免疫抑制剂的患者等。

4.肺结核患者应如何避免传播结核菌

肺结核通过呼吸道传播,特别是痰中带菌的肺结核患者,传染性更强。当肺结核患者在咳嗽、打喷嚏、大声说笑,甚至唱歌时,会喷出很多带有结核菌的飞沫,健康人吸入这些飞沫,就可能发生感染。肺结核患者避免传播结核菌重点要做好以下三点:

(1)做到早发现,早确诊:排菌的肺结核患者是主要的传染源,传染性最强的时期是患者有咳嗽、咳痰症状且未得到规范抗结核治疗之前这段时间。据调查,一个传染性肺结核患者如果不早期发现和治疗,平均一年将传染 10~15 个健康人。在人口密集、拥挤、通风不良等环境下,如果有传染性肺结核患者存在,可使更多的人受到感染。所以,提高对结核病警惕性,早期发现肺结核患者非常重要。如果连续两周以上咳嗽、咳痰,或者痰中带血丝,就要考虑可能患有肺结核,出现上述症状的人要及时到结核病定点医疗机构进行检查,发现周围有这样的人也应建议他尽快去检查。另外,糖尿病、尘肺病、营养不良、艾滋病病毒感染等都是结核病的高危因素,这类群体也需要定期筛查肺结核。

(2)做到早隔离,早防护:确诊肺结核后,对患者要尽早进行有效隔离和抗结核治疗。肺结核患者咳嗽、打喷嚏时,应当避让他人、遮掩口鼻;不要随地吐痰,要将痰液吐在有消毒液的带盖痰盂里,不方便时可将痰吐在消毒湿纸巾或密封痰袋里;肺结核患者尽量不去人群密集的公共场所,如外出应当佩戴口罩;居家治疗的肺结核患者,应当尽量与他人分室居住,无条件时可与他人分床睡,保持居室通风,佩戴口罩,避免家人被感染。

(3)做到早治疗:肺结核一旦确诊应立即进行治疗。抗结核药物治疗是控制结核病传播的最有效方法。及时治疗患者是对其周围健康人群最好的预防手段。只要坚持正规治疗，多数肺结核是可以治愈的。患者在规律服药 2~3 周后，痰中结核菌的数量大大下降，传染性也得到有效控制。在肺结核治疗期间，患者需要严格遵医嘱服药，如自行停药或者自行减量导致不规律治疗，则容易造成结核菌耐药，一旦结核菌对某个或多个抗结核药物耐药，就不能有效地杀灭结核菌，导致治疗失败，使结核病仍继续传播。

因此，肺结核患者只要做到早期发现、早期诊断、早期隔离、早期治疗，就可以有效避免传播结核菌。

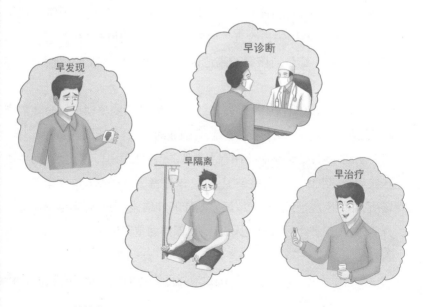

5. 与肺结核患者密切接触的人怎样做好个人防护

密切接触者是指与传染性肺结核患者一同居住的家属、同学、同事、工友等，由于他们在生活、学习或工作过程中与患者日常接触较多，比较容易受感染，因此要做好个人防护，重点需要关注以下几点：

（1）密切接触者要积极鼓励患者接受治疗，遵循医嘱，按时服药，定期到医院复查，对身边的肺结核患者予以支持和关爱，只要肺结核患者在医生指导下完成全疗程治疗，绝大多数患者是可以治愈的。治疗患者是最有效的预防手段，可以早期消灭传染性。

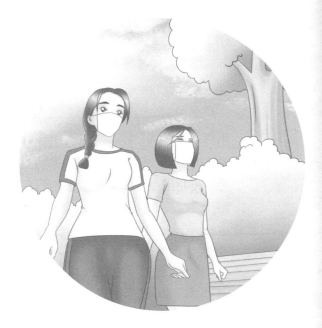

（2）密切接触者要劝导患者与家人相对隔离居住。有条件的可给患者一间空气流通、阳光充足的房间。如果住房条件不宽裕，无条件时可分床或同床分头睡，居室不能常关闭，经常开窗通风很必要，让室内外空气有流通和交换，也有利于室内结核菌密度的降低。建议每日至少通风2次，每次通风时间应不少于30分钟。患者的餐具、洗漱用品等应专用，不宜和家人在一起共用。床褥、被服等用品在阳光充足时多晾晒。

（3）密切接触者必须与患者接触时，要佩戴个人防护口罩，同时要劝导患者坚持戴口罩预防结核菌传播，不随地吐痰，咳嗽、打喷嚏避让他人，掩住口鼻。肺结核患者应尽量减少与家里的婴幼儿及老年人等免疫力较低群体的密切接触。

（4）密切接触者可以通过加强营养、锻炼身体、避免熬夜、生活规律等方式提高个人的抵抗力，预防肺结核发生。

（5）密切接触者还要注意自身是否出现咳嗽、咳痰的症状，如果出现此类症状达2周以上，应及时到结核病定点医疗机构就诊，早期筛查肺结核。一些抵抗力较低的密切接触者，如老年人、糖尿病患者、艾滋病患者、尘肺病患者、服用免疫抑制剂患者等要注意定期检查，如果发现有结核菌感染，也可以在医生的指导下采取预防性服药措施来避免发生肺结核。

6. 为什么刚出生的婴儿要接种卡介苗

卡介苗又称 BCG,是法国微生物学家 Calmette 和 Guerin 在 20 世纪初发明的。婴儿出生后接种卡介苗,可产生对结核菌的特异性免疫力,这一防御系统能阻止结核菌的繁殖和播散,有效保护机体免受结核病的威胁。

卡介苗预防结核病被证实是安全有效的,并在全世界被推广及应用,在控制结核病发病率和死亡率中起到了一定的作用。卡介苗最大的益处是降低儿童严重结核病的发生,比如减少儿童结核性脑膜炎、儿童急性粟粒性肺结核及其导致的死亡。

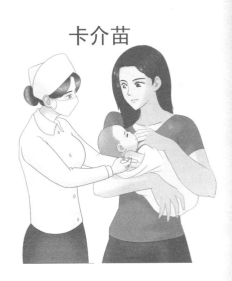

卡介苗

卡介苗的接种也叫"出生之后第一针"，在我国出生的新生儿，只要没有卡介苗接种的禁忌，如早产儿、低体重儿、严重感染、黄疸、先天性免疫缺陷等，均应按照免疫规划程序进行接种。对于出生时未及时接种的婴幼儿可予补种，补种的原则是：小于3月龄婴儿直接补种；3月龄~4岁儿童先行结核菌素试验（PPD），阴性反应者补种；大于4岁儿童，不论PPD试验结果如何均不补种，初种成功后不再考虑复种。我国自从实施儿童计划免疫以来，为刚出生的婴儿接种卡介苗，保护效果十分显著，儿童结核性脑膜炎发病和儿童结核病死亡大幅度减少，这是新中国成立后实行计划免疫的最大成效之一。

7. 接种卡介苗后在成年人阶段还有保护效果吗

卡介苗对成人的保护作用尚无明确证据。首先，卡介苗不是终身免疫，免疫系统对于卡介苗的"记忆"不是持久的，随着接种时间的推移，疫苗诱导的保护效果不断减弱直至消失，一般认为保护作用维持10~15年。观察结果显示成人接种卡介苗不产生相应的保护作用，因此不推荐接种。

8. 日常生活中哪些方法可以减少或杀灭结核菌

肺结核主要因感染结核菌引起。结核菌的特性是耐干热,但是不能耐受湿热,在潮湿的情况下,95℃的温度,只要1分钟就会被杀灭。

首先,对室内消毒最简便有效的方法是保持室内开窗通风。通风方式分为简单的自然通风、采用机械通风(如风扇)和自然通风与机械通风联合的混合通风方式,建议每次至少30分钟以上,均能达到改善室内空气质量和减少空气中结核菌的密度的目的。

其次,对于患者使用过的器皿、用具等,如果这些物品耐热,最简便的消毒方法就是煮沸消毒,如食具、衣物、手帕、口罩可煮沸10~15分钟后再进行清洗。而书籍、棉被等用品的消毒不能用水煮沸,可在直射的日光下暴晒或用紫外线灯消毒。在晴朗的夏天,经过太阳光3~4小时的照射,完全能达到杀灭结核菌的目的。患者接触过的物品以及患者使用过的大件或者固定物品,如果不宜加热消毒,又不宜日光照射消毒的,可用酒精消毒,用70%~75%的酒精擦拭5分钟以上可以杀死结核菌。在日常生活中酒精还可用于手的消毒。肺结核患者要把痰吐在含有消毒液(84消毒液或0.1%过氧乙酸)的有盖容器中。家庭中使用的便器、痰盂等可以用84消毒液

或 0.1% 过氧乙酸浸泡 1 小时后再清洗,或用 5% 的
石炭酸与等量的痰液混合 24 小时可杀灭结核菌。

此外,还有许多化学消毒方法,如石灰水、双氧水
(过氧化氢)、碘酒等,均能有效杀灭结核杆菌,不过
所需时间不同,有的需要几分钟,有的需要几小时。

总之,对患者使用过的食具和生活用品采取相应
的消毒措施,均能减少或杀灭结核菌,杜绝疾病的
传播。

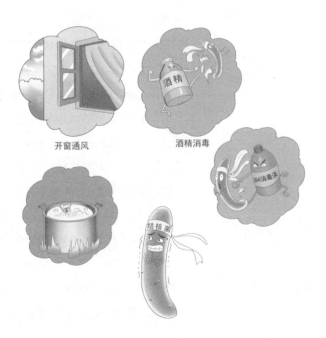

开窗通风　　　　　　酒精消毒

9. 什么是肺结核的预防性治疗,哪些人需要进行预防性治疗

肺结核预防性治疗是指对已感染结核菌尚未发病者进行抗结核药物治疗。预防性治疗可以减少感染者体内的结核分枝杆菌数量,从而降低新近感染者发展为临床结核病患者的风险,特别是降低发生严重结核病(血行播散型结核病和结核性脑膜炎)的危险性。预防性治疗的适用人群:

(1)艾滋病毒感染者及艾滋病患者中结核分枝杆菌潜伏感染者,艾滋病毒感染者容易感染结核分枝杆菌并促使发病,同时已感染结核分枝杆菌者一旦感染艾滋病毒后发病几率也明显提高,并能使已愈的结核病复发。对结核分枝杆菌 / 艾滋病病毒双重感染者的预防性治疗不仅可减少结核病的发生和结核分枝杆菌的传播,也可减少和延缓艾滋病的发病。

(2)与活动性肺结核密切接触的学生结核潜伏感染阳性者,与病原学阳性肺结核患者密切接触的结核潜伏感染阳性的 5 岁以下儿童。

(3)其他人群,包括结核分枝杆菌潜伏感染者中需使用肿瘤坏死因子治疗、长期应用透析治疗、器官移植或骨髓移植、矽肺患者,应当进行预防性治疗。对结核潜伏感染阳性且长期应用糖皮质激素或其他免疫抑制剂的患者,可考虑预防性治疗。

10. 学校如何预防肺结核

学校是一个人员密集的特殊场所,传染病容易在学校中发生和流行。肺结核是一种呼吸道传染病,若带菌患者进入学校并传播,就可能造成聚集性结核病疫情的发生。因此,在校师生对结核病的防控千万不可大意。国家针对学校结核病的防控制定了《学校结核病防控工作规范》(2017版),提出对日常预防控制措施需要严把5个关口:入学体检关、症状筛查关、疫情报告关、密切接触者筛查关、休学复学关。

(1)入学体检关。认真开展学生入校体检及教职工入职体检。如果发现可疑病例,应及时转诊医院及确诊。一旦确诊为肺结核,应及时进行治疗,不可隐瞒病情、不可带病上课。

(2)症状筛查关。平时,要做好学生的晨检和因病缺勤登记,及时发现在校学生中的可疑肺结核患者。如果在校学生或教职工出现了肺结核的可疑症状,应如实向学校报告,切不可因担心学业或工作而隐瞒,同时立即到医院看病。

(3)疫情报告关。学生及教职工里一旦发现结核病患者要及时按照《传染病防治法》的要求进行报告,并第一时间开展流行病学现场调查和疫情处置。

(4)密切接触者筛查关。如果有学生及教职工确诊为肺结核,与其同宿舍或同教室学习的学生、以及同一办公室工作的同事就是肺结核患者的密切接触者,不管有没有出现肺结核可疑症状，都应尽快到医院进行检查。

（5）休学复学关。学生患了肺结核要按照《学校结核病防控工作规范》的要求，由结核病定点医疗机构开具休学证明进行休学，以便专心治疗确保治愈，避免对其他学生的感染。当经过治疗达到复学标准时仍由结核病定点医疗机构鉴定开具复学证明，可以继续返校学习。

此外，教室、宿舍要经常开窗通风，保持环境卫生。要经常在学生中开展结核病防治知识宣传，把结核病防治知识纳入学生健康教育课内容，树立正确的认识，保护自身健康，同时关心、关爱患病学生，帮助他们康复。

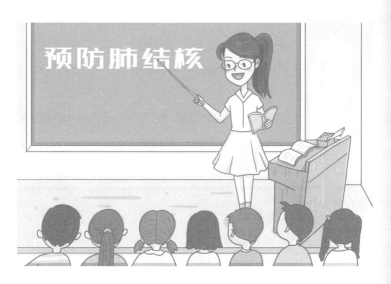

11. 儿童怎样预防肺结核

儿童结核病诊断困难,而且治疗比较复杂。一般来说,早期儿童肺结核不易被发现,加上药物治疗往往会给幼儿带来大的痛苦和副作用。因此,需要格外注意预防儿童肺结核。可采取的方法为以下几点:

(1)增强对结核菌的抵抗力。新生儿皮内接种卡介苗可以提高对结核菌的特异性抵抗力,尤其是对预防儿童重症结核如结核性脑膜炎、粟粒性肺结核等具有重要的保护作用。我国将卡介苗纳入国家免疫规划,对所有出生的新生儿免费进行接种。

(2)保护儿童免受结核菌的感染。儿童结核菌的感染往往来自家庭成员中传染性较强的肺结核患者,如痰涂片阳性肺结核患者。因结核菌是通过呼吸道传播,肺结核患者咳嗽或打喷嚏时,将有结核菌的飞沫散播于空气中,悬浮于空气中的结核菌长时间存活,孩子吸入后因为抵抗力较弱,就会感染结核菌。因此,发现和彻底治愈家庭成员中的肺结核患者是避免儿童感染结核菌的关键。

(3)有传染性患者的家庭进行隔离和消毒措施。家里有人得了肺结核,应该戴口罩,避免与孩子进行亲密接触,如亲昵、搂抱等。同时,要多开窗通风,保持室内空气流通,减少空气中的结核菌数量降低孩子感染结核菌的风险。此外,患者不要随地吐痰,可把吐出的痰用纸巾包好,集中焚烧或吐在有消毒液的带盖痰盂中,并定期消毒患者接触的居家物品。患者还应与小孩分房间或分床睡,如果没有条件,应与家人头脚睡,减少感染结核菌的机会。

（4）减少到人员密集的公共场所。尽量少去人群拥挤、通风不良的场所,如无法避免,应尽量缩短停留时间。乘坐密闭的公共交通工具(如汽车、火车、地铁、飞机)时戴口罩可以减少感染。

（5）增强儿童机体抵抗力。儿童应注意日常多锻炼身体,多参加户外运动,养成良好的饮食习惯,多吃肉、蛋、奶等富含蛋白质的食物,多吃蔬菜以及新鲜水果,不挑食、不偏食,保持营养均衡。

孩子的父母应及时注意孩子身体状况的变化,如果出现咳嗽、咳痰2周以上,发热、盗汗或不明原因的体重减轻等症状,要及时带孩子去医院看病,排除肺结核。如果确诊为肺结核,应在结核病定点医疗机构的指导下进行治疗和管理。

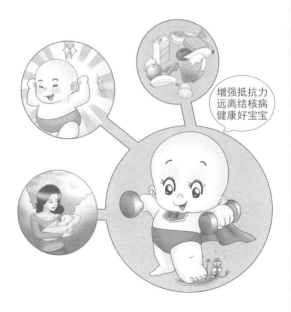

增强抵抗力
远离结核病
健康好宝宝

12. 老年人怎样预防肺结核

老年人由于年龄较大,加上身体抵抗力低、器官功能衰退,常合并有其他疾病,如糖尿病、高血压、肺心病、慢性支气管炎、肺炎、哮喘等,如再发生结核病,容易导致诊断延误和治疗用药选择困难,抗结核治疗后还容易出现药物的副作用,增加结核病的治疗难度。因此,老年人更应积极预防感染结核菌、预防发病。老年人预防肺结核的措施包括以下几个方面:

(1)定期体检,每年在老年人健康体检时要询问是否有肺结核可疑症状,如出现咳嗽、咳痰超过2周,或有咯血或血痰等症状要及时进行检查;有条件的地区,每年进行1次X线胸片检查;此外,一旦发现有肺结核可疑症状,要及时就诊以及早发现肺结核,避免因延误就诊加重病情。

(2)避免近距离接触已知的传染性肺结核患者,如面对面交谈,近距离活动等;避免去医院探望住院的肺结核患者;与传染性肺结核患者长时间共处一室时,建议患者戴口罩。

(3)居家环境多开窗通风,保持居室空气新鲜。

(4)做好个人防护;尽量少去人群拥挤、通风不良的场所,如无法避免,应尽量缩短停留时间;乘坐密闭的公共交通工具(如汽车、火车、地铁、飞机)时戴口罩可以减少感染;手绢要经常清洗消毒和在太阳下晾晒。

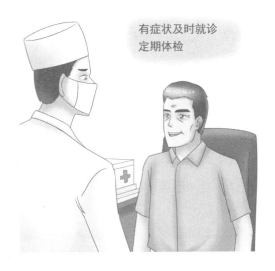

有症状及时就诊
定期体检

（5）增强身体免疫力：保持乐观情绪，合理营养，适当体育锻炼和体力劳动，不吸烟、不饮酒、不熬夜、不过度劳累，都有利于增强身体免疫力，预防结核病的发生。

（6）控制慢性病：对合并慢性肺部疾病、糖尿病等慢性病的老年人，做好慢性病的控制，有助预防肺结核。

（7）必要时预防性治疗：如确定与传染性肺结核患者有密切接触，可进行 PPD 试验以查验有无结核菌感染，发现结核菌新近感染可考虑预防性治疗，避免发展为结核病。

13. 流动人口怎样预防肺结核

流动人口多是来自结核病疫情高、经济欠发达、偏远农村等地区进城务工的人员,这些人员往往由于流动性大、居住环境差、工作强度大、营养不良、饮食不规律等因素导致自身免疫力下降,从而导致发生结核病。流动人口可以从以下几个方面预防结核病:

(1)出现肺结核可疑症状,及早就诊。出现咳嗽、咳痰超过2周、咯血或血痰、不明原因的体重下降、发热、盗汗等可疑症状要及时去当地结核病定点医疗机构就诊,及时排除肺结核。身体出现不适后,多注意休息,不要带病上班或加班,以免延误治疗,加重病情。

(2)定期体检。每年进行1次X线胸片检查,以便早期发现隐匿疾病,早期治疗。

(3)保持良好的生活习惯,增强身体免疫力。通过各种方式或途径增强自身免疫力,降低结核病的发生几率。在日常的饮食中,可多食鱼、肉、蛋等富含蛋白质的食物,多吃新鲜的蔬菜和水果,并尽可能地多样化,避免食物的单一性。平时注意加强运动,适当增加在户外运动的时间和次数。吸烟者应当戒烟。因吸烟不仅对自身肺功能产生损害,而且吸烟产生的烟雾还对自己或他人产生二次危害。长期吸烟、饮酒者自身的抵抗力会减弱。同时还应注意休息,劳逸结合,避免长时间加班、熬夜等。注意自己身体健康的变化,出现不适时及时就医。

（4）尽可能地改善居住环境,养成良好卫生习惯。流动人员应尽量避免选择周围环境差、人员嘈杂、卫生条件不好的地方作为居住场所。在自己居住的房间里,注意室内卫生,及时清理垃圾,保持室内清洁;多开窗通风,保持室内空气流通;勤晾晒被褥,保持床上用品整洁;同时,也要注意个人卫生,勤洗澡、更换衣物。这些措施都可以改善周围环境,降低结核病的发病风险。

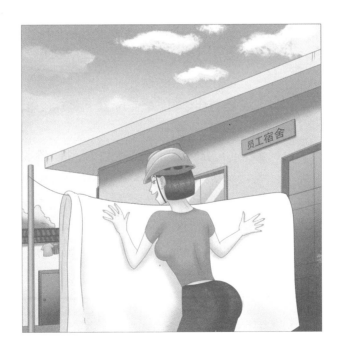

14. 糖尿病患者怎样预防肺结核

糖尿病患者常存在免疫功能缺陷和失调,体液免疫、细胞免疫以及非特异性免疫功能都有不同程度的损伤,使机体对结核病的易感性增高。糖尿病患者预防结核病首先应积极控制血糖,同时通过以下途径预防肺结核:

(1)定期体检。在糖尿病患者体检时要询问是否有肺结核可疑症状,如出现咳嗽、咳痰超过 2 周,或有咯血或血痰症状要及时进行检查,有条件的地区,可每年进行 1 次 X 线胸片检查,及时发现肺结核,及时诊治。

(2)监测和控制好血糖。控制糖尿病可改善肺微血管病变和低氧血症,促进循环代谢,有效预防肺结核。

(3)加强锻炼,提高免疫力。戒烟限酒,注意休息,劳逸结合。

(4)均衡饮食营养,保持良好居室环境。多开窗通风,保持室内空气流通,同时养成良好的个人卫生习惯。

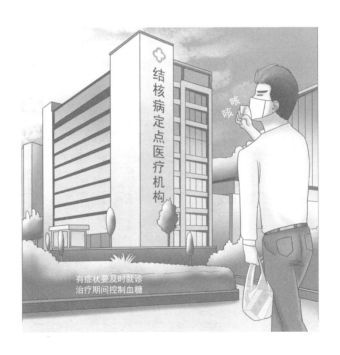

15. 艾滋病病毒感染者 / 艾滋病患者怎样预防肺结核

肺结核是艾滋病最常见的机会感染性疾病,也是艾滋病最常见的死亡原因,因此,艾滋病毒感染者 / 艾滋病患者早期预防肺结核很重要,应注意以下几点:

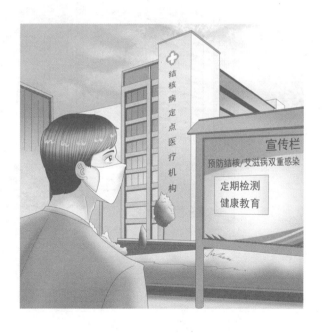

（1）艾滋病毒感染者／艾滋病患者应及时自检。包括以下情况：①早期自我发现是否有结核病可疑症状，包括咳嗽、咳痰超过2周，或有咯血或痰中带血等症状；②避免与活动性肺结核病患者长期接触，因艾滋病会导致机体免疫缺陷，比健康人群更容易感染和发病，减少接触能降低患病几率；③如伴有危险因素和易感性增高者，如吸毒和酒精滥用等情况，则更容易导致合并感染肺结核。

（2）定期进行结核病检查。在艾滋病毒感染者／艾滋病患者中开展肺结核可疑症状者筛查。艾滋病毒感染者／艾滋病患者应当每年至少一次到当地结核病定点医疗机构进行结核病检查，检查内容包括痰涂片和胸部X线检查。

（3）进行预防性治疗。对艾滋病毒感染者／艾滋病患者中进行结核病预防性治疗，可以改善艾滋病毒感染者的生存质量和寿命。如采用PPD试验进行结核菌感染的筛查，对硬结≥5mm的患者提供预防性治疗或患者$CD4^+$淋巴细胞计数小于200/ml时进行预防性服药。预防性治疗应在定点医院专业医生的指导下进行。

（4）多了解防治知识，加强自我防范。艾滋病毒感染者／艾滋病患者是结核病高发人群，如果感染了结核病，要按医生的嘱咐进行规范治疗，结核病是可以治愈的。

16. 尘肺病患者怎样预防肺结核

尘肺病是因职业因素长期吸入生产性粉尘而引起的以肺组织弥漫性纤维化为主的一组职业性肺部疾病统称，是我国危害严重和常见的职业病。肺结核是尘肺病常见的并发症，也是尘肺病快速进展和死亡的重要原因，其中，尘肺病中的硅沉着病合并肺结核最常见。硅沉着病患者被世界卫生组织列为肺结核高危人群。

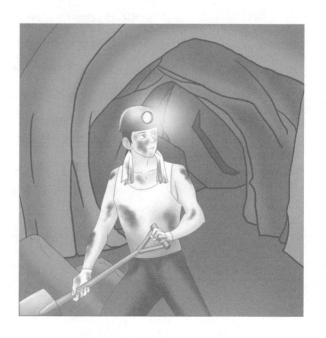

尘肺病患者应该从以下几个方面预防肺结核：

（1）及时就诊。尘肺病患者如发生临床症状突然加重，胸部X线尘肺病改变明显进展，应考虑合并肺结核的可能性。尘肺病合并肺结核时可出现常见的肺结核症状，如低热、乏力、盗汗、咳嗽等。由于合并肺结核可能促进肺纤维化等进展，临床还可能出现呼吸困难、呼吸衰竭，病情进展很快。及时发现尘肺病合并肺结核，早诊断、早治疗能延缓尘肺病纤维化进展，降低病死率。

（2）定期体检。按照《中华人民共和国职业病防治法》要求，定期组织职工体检，及时发现尘肺病及合并肺结核的患者。

（3）健康宣教。用人单位及卫生监督部门要对矿工及其他矿业工作者广泛普及尘肺病和肺结核的防治知识，提高个人防护意识。

（4）个人防护。高龄、重症尘肺病患者及高龄的接尘工人等是肺结核高危人群，应加强个人防护，积极进行体育锻炼，保持良好的生活习惯。合理营养，多吃高蛋白、高热量、多维生素的食物。避免食用刺激性食物，禁食易引起过敏和哮喘的食物，同时戒烟和戒酒。

17. 怎样预防耐药结核病的发生

耐药结核病是指肺结核患者体内的结核菌对一种或一种以上的抗结核药物耐药,所耐药物种类越多,治疗越困难。以下三类人群容易得耐药结核病:①不规律服药的普通结核病患者;②复治结核病患者;③耐药结核病患者的密切接触者。预防耐药结核病的发生可采取以下措施:

(1)普通肺结核患者要坚持规律治疗,避免发生耐药结核病。肺结核的治疗过程中,患者的症状往往在1个月内会得到明显的改善,咳嗽、咳痰等症状减轻或消失,患者往往误认为疾病已经痊愈而自行停药,这种情况很容易导致已经被抑制的结核菌重新大量繁殖并产生耐药性。因此,即使症状好转也不能停药,要遵医嘱规律完成整个6~8个月疗程。此外,在治疗过程中也可能因出现抗结核药物的不良反应导致中途停药。因此,如果服药后出现身体不适,要积极与医生沟通,采取相应措施解决,自行中断治疗也可导致耐药。

（2）尽早发现治疗耐药患者，减少耐药菌的传播。要对所有病原学阳性的患者进行抗结核药物敏感性检测，早期发现耐药患者。目前已经有快速的耐药检测方法，在1~2天内就可以诊断耐药患者。发现耐药患者后，一定要及时治疗，耐药结核的治疗疗程为18~24个月，治疗期间应及时处理药物的不良反应，保证患者完成全疗程。

（3）耐药患者在治疗期间要做好预防感染措施。耐药结核病患者在治疗期间应尽可能减少到公共场所活动，避免传播耐药菌，如一定要外出应该佩戴口罩，同时尽量缩短户外活动时间。在居家治疗时要注意居室隔离、室内通风、痰液消毒等事宜，都可起到减少传播耐药结核菌的目的。

三、治疗篇

1. 肺结核常见的临床症状是什么

肺结核的临床表现多样,主要根据患病后人体的反应情况和病灶的范围及性质来决定。症状分为局部呼吸道症状和全身症状。

（1）呼吸道症状：咳嗽、咳痰。初期轻微咳嗽,无痰或者少量黏液痰。随着病情进展,到有空洞时,痰量增多,可呈脓性。约1/3肺结核患者有咯血症状,量可多少不一,表现为痰中带血,或整口鲜血,如果病变牵涉到胸膜可产生胸痛,性质为位置不定的隐痛或钝痛,有时表现为胸闷。

（2）全身症状：一般全身症状比局部症状出现得早一些,早期比较轻微,不容易发现。全身症状包括：①乏力、倦怠、全身不适较常见,容易烦躁,可出现心悸、食欲减退、体重下降,女性患者可出现月经不正常等；②发热：是肺结核常见的早期症状之一,多见于下午或者傍晚,第二天早晨降至正常,多数表现为低热,温度在38℃以下,也有少部分患者出现高热,是由于病灶扩散速度快或者病情进展快,发热明显,可达39~40℃；③盗汗：也多发生在重症患者,入睡后出汗,醒来出汗停止,严重者衣服均湿透；④其他全身症状如食欲不振、消瘦和体重减轻,女性可出现月经不调或闭经等。

当然,不是所有肺结核患者都会出现以上全身症状及局部症状,咳嗽、咳痰和发热等临床症状也可能是其他呼吸系统疾病所致,临床上也会常常发现"同症异病"或"同病异症"的现象。所以,当出现上述症状时应该及时就医,排查是否由肺结核导致。

2. 什么是肺结核的可疑症状者

肺结核可疑症状者指出现咳嗽、咳痰超过 2 周,咯血或血痰,发热或胸痛等症状者。

应该注意的是,也有不少肺结核患者确诊时并没有咳嗽、咳痰等常见症状。咳嗽、咳痰并不是肺结核病的特异性表现,在很多呼吸系统疾病中也很常见,如急性呼吸道感染、哮喘、慢性阻塞性肺病、支气管炎、支气管扩张等。部分肺结核可疑症状者往往被考虑为社区获得性肺炎,这些都应与肺结核进行鉴别,经过合理使用抗生素治疗 2 周后症状和肺部病灶无明显变化者应考虑肺结核的可能性,需进一步检查诊断。

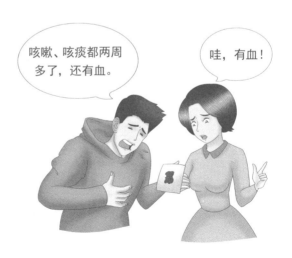

3. 肺结核可疑症状者应该去哪里看病

肺结核可疑症状者应该及时到当地结核病定点医疗机构就诊。我国的县（区、旗），地市、省（区、市）等区域均设有结核病定点医疗机构，如出现可疑症状应立即到所辖区域结核病定点医疗机构就诊。

结核病定点机构是由卫生健康行政部门指定的结核患者发现、治疗和管理的专业机构。在我国，这些定点医疗机构包括综合医院的结核科、结核病防治院（所）、结核病专科医院和慢性病防治机构等。

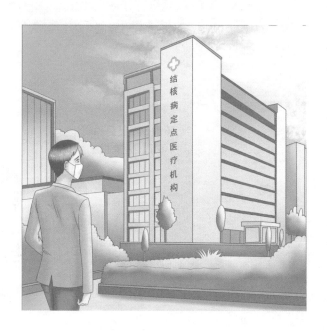

4. 肺结核可疑症状者在看病时通常需要做哪些检查

出现肺结核可疑症状,应尽快进行结核病相关的检查,包括痰病原学实验室检查、胸部影像学检查等。

肺结核的诊断是以病原学(包括细菌学、分子生物学)检查为主,结合流行病史、临床表现、胸部影像、相关的辅助检查及鉴别诊断等进行综合分析做出诊断。以病原学、病理学结果作为确诊依据。

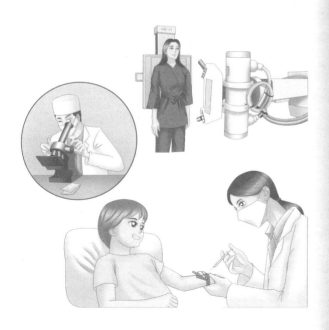

5. 诊断肺结核时,为什么一定要做痰病原学检查

肺结核由结核分枝杆菌感染引起,其诊断以查到体内感染的病原为主,病原学检查需要从患者体内采集检测标本,标本可以是痰液、胸腔积液和灌洗液等,其中,痰标本因采集简单、无创且结核菌检出率相对较高,是最常用的检测标本。用痰液标本进行的结核菌检查,即为痰病原学检查。

痰病原学检查,是结核病诊断的金标准,不是所有的肺结核患者都能在痰中查到病原菌,但是肺结核可疑者的痰检查中一旦发现结核菌,就可以明确诊断。同时,结核病原菌检查也是选择治疗方案、考核治疗效果的主要依据。如果肺结核患者应用抗结核药物治疗后,痰结核菌量减少或消失,说明抗结核治疗效果明显,反之则表示治疗效果不佳,需要考虑及时调整治疗方案。

痰病原学检查常用方法包括痰涂片镜检、结核分枝杆菌分离培养和菌种鉴定、分子生物学检查等。有肺结核可疑症状者或疑似肺结核患者,必须与医务人员密切配合,留取合格的痰标本,进行痰结核菌检查。

6. 怎样留取合格的痰标本来做检查

痰结核菌检查中能否查到结核菌,与痰中结核菌含量多少和留取的痰标本是否符合要求密切相关。留取合格的痰标本,是正确作出结核病诊断、判断治疗效果和是否耐药的重要依据,一定要认真对待。合格的痰标本应是患者深呼吸后,由肺部深处咳出的分泌物,每份标本量应在 3~5ml。

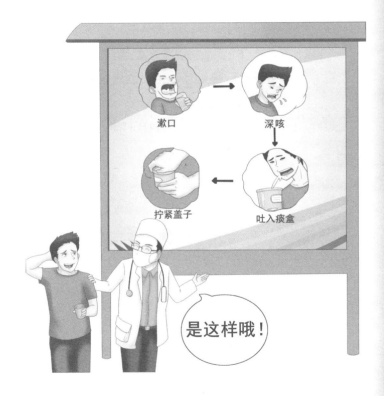

漱口　　　深咳

拧紧盖子　　　吐入痰盒

是这样哦!

（1）正确留取痰标本的方法

1）患者留取痰标本前要用清水漱口,去除口腔中的食物残渣,避免因杂质影响结果检出。

2）做深呼吸2~3次,然后用力咳肺部深处的痰液。

3）用贴有自己姓名、编号、留痰时间标签的痰盒接在唇下,小心地将痰吐在痰盒中。

4）观察痰量是否达到3~5ml（约一茶匙,覆盖满痰盒底）。

5）拧紧盖子时手不要接触痰盒和盖子的内壁,避免痰液泄漏到痰盒外部。

6）小心将痰盒盖紧,盒盖向上轻放在指定痰盒存放处,避免因动作过大、盒盖未盖紧、痰盒倒置导致痰液溢出,造成污染。

7）咳痰完毕后要及时彻底洗手。

（2）留取痰标本时需要特别注意的问题

1）用口鼻吸入热蒸汽，轻拍或按摩背部均有助于咳出痰液。

2）无痰或少痰者可以通过雾化吸入浓盐水的方法刺激排痰，但要注意避免留取唾液或鼻咽部分泌物，影响结核菌的检出。

3）为了提高痰结核菌检出率，需要患者分不同时间留取痰标本，如：①即时痰：就诊时深呼吸后咳出的痰液；②晨痰：患者晨起立即用清水漱口后，咳出的第2口、第3口痰液；③夜间痰：送痰前一日，患者晚间咳出的痰液，其中晨痰结核菌检出率最高。初诊患者必须送三份痰标本（即时痰、晨痰、夜间痰），复诊或治疗中患者至少在疗程满2、5、6或8个月时每次送检两份痰标本，并根据病情和医生要求增加查痰次数。

4）由于患者咳嗽、咳痰时，易产生含有结核菌的飞沫，增加周边人群的感染几率，故采集痰标本时应在远离人群的开放空间进行，或在通风良好、能及时消毒的留痰室内进行。

5）痰标本采集后尽快送到医院检测，在送检途中要避免高温或暴晒。如不能及时送检，要存放在阴凉处或4℃冰箱中，存放时间不要超过2~3天，避免因存放时间过长，导致标本液化，影响结果检出。

7. 肺结核分哪几种类型

在肺结核的临床诊疗时,常常按照病变部位、病原学检查结果、耐药状况、治疗史进行分类。

按病变发生部位,结核病可分为肺结核和肺外结核。肺结核共有 5 个类型,即原发性肺结核、血行播散性肺结核、继发性肺结核、气管及支气管结核和结核性胸膜炎。其中以继发性肺结核最为常见。

按病原学检查结果,根据采用病原学检查手段则可分为涂片阳性肺结核、涂片阴性肺结核、培养阳性肺结核、培养阴性肺结核、分子生物学阳性肺结核和未痰检肺结核。在实际工作中往往分为两大类,即病原学阳性肺结核和病原学阴性肺结核,以涂片、培养和分子生物学检查,其中一种及以上结果阳性的患者定义为病原学阳性肺结核患者。

按耐药状况,可分为非耐药肺结核和耐药肺结核。耐药肺结核根据耐药情况又可以分为单耐药肺结核、多耐药肺结核、耐多药肺结核、广泛耐药肺结核以及利福平耐药肺结核。世界卫生组织根据耐药防治工作发展,重点关注结核分枝杆菌对利福平耐药(无论对其他抗结核药物是否耐药)的肺结核防治工作。

按治疗史进行分类,可分为初治和复治肺结核两大类。从未因结核病应用过抗结核药物治疗的患者或正进行标准治疗方案规律用药而未满疗程的患者,不规则治疗未满 1 个月的患者,具备其中一种情况者称之为初治患者。因结核病不合理或不规律用抗结核药物治疗≥1 个月的患者以及初治失败或复发患者,具备其中一种情况者称之为复治患者。

8. 医疗卫生机构发现肺结核和疑似患者时为什么要做疫情报告

结核病是我国重点防控的重大传染病,依照《中华人民共和国传染病防治法》乙类传染病报告的要求,对肺结核病例实施限时报告。依法对肺结核患者进行报告,能够协助及时了解肺结核的疫情状况,有利于肺结核患者的追踪和管理,对于有效控制结核病疫情起到至关重要的作用。

各级各类医疗机构应当对肺结核可疑症状者及时进行检查,对发现的确诊和疑似肺结核患者应当按照有关规定进行疫情报告,并将其转诊到患者居住地或者就诊医疗机构所在地的结核病定点医疗机构,肺结核实行属地化管理。

医疗卫生机构未按照规定报告肺结核疫情，或者隐瞒、谎报、缓报肺结核疫情，可能造成肺结核传播、流行或者其他严重后果。对于未按规定报告疫情的医疗卫生机构，县级以上卫生行政部门要责令改正，通报批评，给予警告；造成肺结核传播、流行或者其他严重后果的，对负有责任的主管人员和其他直接责任人员，依法给予处分；构成犯罪的，有关部门依法追究其刑事责任。

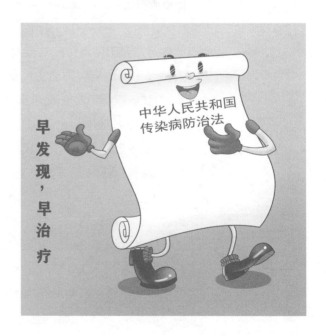

9. 我国对肺结核可疑症状者及肺结核患者实施哪些免费检查政策

在各地的结核病定点医疗机构,为初次就诊的肺结核可疑症状者或疑似肺结核患者提供免费胸片(普通 X 线)和 1 次痰涂片(3 份痰标本)检查;对治疗期间随访的肺结核患者进行免费痰涂片检查(治疗期间 3 或 4 次,每次 2 份痰标本;治疗结束时 1 次普通 X 线胸片检查,初、复治患者各提供 1 次)。我国肺结核诊疗优惠政策不受户籍限制,也就是说流动人口无论走到哪里,都可以和当地居民一样享有国家规定的诊疗优惠政策。

需要说明的是,为了明确诊断还需要做一些相关检查,如结核菌素试验、痰培养、结核抗体检测、血常规、核酸检测等项目,这些费用不在国家规划免费项目范围内,不过有些地区可以通过城乡居民医保、城镇职工医保、贫困结核患者救助等途径按规定进行一定比例的报销。

10. 哪些肺结核患者需要接受抗结核药物治疗

肺结核根据其病情特点分为活动性肺结核和非活动性肺结核。活动性肺结核包括经病原学证实的确诊病例、临床诊断的病例。活动性肺结核患者需要进行抗结核治疗。活动性肺结核一般具有肺结核相关的临床表现，痰检查结核分枝杆菌病原学、病变组织的病理学、胸部影像学等检查有活动性肺结核的证据，此类患者应及时到结核病定点医疗机构接受正规的抗结核药物治疗，遵从医嘱，按时服药，定期复查。

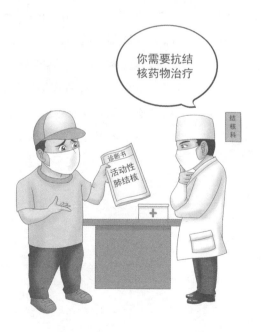

11.肺结核患者都需要住院治疗吗

肺结核患者治疗以不住院治疗为主,不住院治疗即居家治疗,早在 1956 年就得到公认与推广。世界卫生组织研究证实,患者居家治疗与住院治疗比较,治疗效果大致相似。但部分危急重症、诊断不明、有严重并发症与外科治疗的患者需要住院治疗,具体如下:

(1)病情较重者,例如血行播散性肺结核(也叫粟粒型肺结核)、结核性脑膜炎、胸腔积液较多或有脓胸的患者等。

(2)存在较重并发症者,例如大咯血、气胸,合并心衰等。

(3)治疗出现较重不良反应,需要住院进一步处理者。

(4)需要接受对人体有创伤的检查或治疗的患者,比如病理活检、手术等。

(5)其他情况需要住院者。

12. 肺结核患者居家治疗需要注意哪些问题

对于不需要住院治疗的肺结核患者,家庭调养对病情的恢复和身心健康有良好的作用。肺结核患者居家治疗需要注意以下几点:

（1）坚持规范治疗,避免漏服药物、中断治疗。建议将药物固定放置于容易看到的地方,也可以让家庭成员监督服药或使用电子药盒和手机设置服药提醒。如未能按时服药,应在24小时内采取补救措施及时补上。

（2）及时复查。按时去医院复查,评估病情变化和治疗效果,同时及时发现和处理可能出现的不良反应。

（3）做好居家隔离。传染期患者尽量安排住单间,居室环境应保持清洁和通风,建议每日通风2次,每次不少于30分钟。衣被和睡枕等物品经常暴晒、餐具用后煮沸5分钟再洗涤。在家庭共同区域活动、与家属近距离接触时,必须佩戴口罩,咳嗽和打喷嚏时应使用纸巾遮掩口鼻并及时洗手。痰液吐在纸巾或痰袋中焚烧,或吐在有消毒液的带盖痰盂里。不近距离对他人咳嗽、打喷嚏和大声说话,尽量减少与儿童、孕妇及年老体弱的家庭成员接触。尽量减少外出,必须外出时也要戴好口罩。

（4）合理饮食,适当锻炼。这对病情恢复也十分重要,具体可参照预防篇相关章节内容。

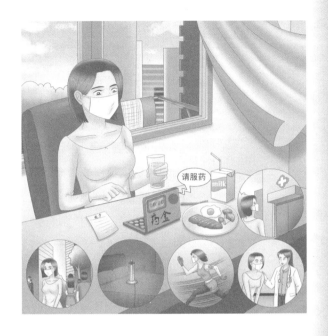

（5）注意心理调节。不必因得了传染病而自卑，不要过于在意他人情绪，调整好自己的心态，树立治愈的信心，坚持规范治疗，早日摆脱疾病，用行动证明自己。另外患者家属也要及时了解患者的心理状态、帮助减轻患者思想压力，做好心理疏导，使患者处于最佳心理状况接受治疗。

（6）如果密切接触的家庭成员有肺结核可疑症状，督促他们及时到结核病定点医疗机构进行检查。

13. 治疗普通肺结核患者常用的抗结核药物有哪些

普通肺结核患者常用的抗结核药物主要有异烟肼、利福平、吡嗪酰胺、乙胺丁醇,俗称"黄金四联",它们属于一线抗结核药。一般病情没有特殊情况,首选由这4种药构成的标准方案治疗肺结核。与利福平同一家族常用的还有利福喷丁,也是一线抗结核药,它主要用于使用利福平不良反应大的患者,比如肝功能受损或受损的风险大、血常规检查提示白细胞显著下降的患者等。还有一种一线抗结核药叫链霉素,对结核菌有强大的抗菌作用,在过去的几十年里被广泛用于治疗肺结核,而今已经较少使用,主要原因是耐药性和出现耳毒性和肾毒性等不良反应。

其实,普通肺结核患者(比如病情不重、非耐药、无慢性基础病及明显不良反应等)只要坚持规范使用一线药物治疗,绝大多数情况下都能治愈,无需使用二线抗结核药及新药,但前提一定是要在医生指导下制定治疗方案。当出现不良反应导致某些一线药物不能使用、无法构成有效的治疗方案时,可以选择左氧氟沙星等二线药品。

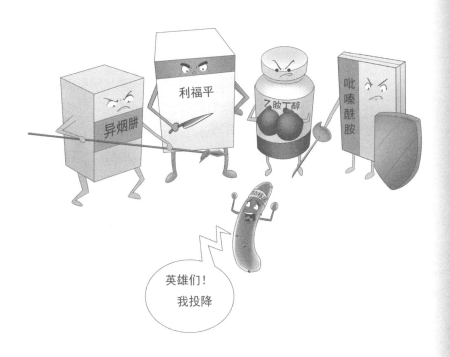

14. 普通肺结核患者治疗时间需要多长

普通肺结核患者治疗时间不能少于半年（6个月）。正规的抗结核治疗（标准方案）分为强化期及巩固期两个治疗阶段，一般情况下，强化期是指治疗的头两个月，巩固期是指余下的4个月。即使是病情较轻的肺结核患者，哪怕是体检发现的、没有任何肺结核症状，只要确定是活动性肺结核，都要完成6个月全部疗程的治疗。有特殊情况的患者需要适当延长疗程。比如对于结核性胸膜炎、血行播散性肺结核（粟粒型）或合并糖尿病、矽肺病、艾滋病毒感染、气管支气管结核和肺外结核等患者，疗程需要延长到1年或更长时间。

特别提醒，临床上经常见到不坚持完成疗程，自己提前停药而导致复发的患者。经常听到患者说"我不觉得自己生病了，我没有任何症状，没必要吃这么久药吧"，或者说"我已经吃了两个月药了，症状消失了，和正常人一样了，没有必要继续吃药吧"。其实，症状消失了不一定等于结核菌完全杀灭了。另外，抗结核治疗对人体内代谢活跃的结核菌效果显著，但是对于不太活跃的结核菌起效慢，需要一段较长的巩固期来消灭，如果提前停药就无法全部杀灭结核菌。提前停药还容易导致残留的结核菌出现耐药，而耐药肺结核的治疗难度和费用是远远高于普通肺结核的，因此一定要高度重视。

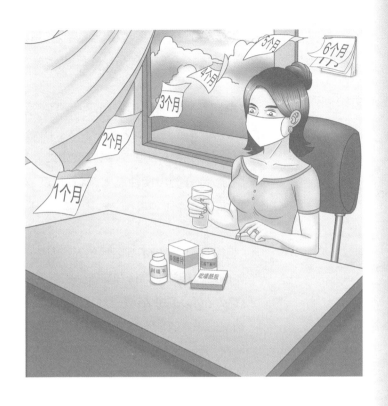

15. 抗结核治疗的原则是什么

抗结核治疗一定要遵循以下原则: 早期、规律、联合、适量、全程。具体是什么意思呢?

"早期"是指确诊后应当尽早治疗,如果医生告诉你是得了肺结核,就要尽早服药治疗,尤其是没有任何症状的患者,也应该如此。越早抗结核治疗,治好的可能性越大,恢复程度越好,越不容易留下后遗症。

"规律"意思是指不间断地每天按时服药,这样能使体内的血药浓度维持在有效杀菌浓度以上,既保证疗效又可以防止结核菌产生耐药。少部分有特殊情况的患者可能不是每天用药(隔天用药或者一周两次用药),但也一定要按照医嘱,有规律地服药。不规律服药和断续服药容易导致结核菌耐药、治疗失败。

"联合"是指抗结核的治疗方案是多种抗结核药联合使用,在强化期至少要四种药,在巩固期也要两种抗结核药联用,多管齐下才能保证治疗效果,单独使用某一种抗结核药还容易导致耐药。

"适量"是指药物要按照规定的剂量来使用,一般是根据患者的体重来决定,切不可因为自我感觉药效不足就多吃，或因为惧怕药物的不良反应就少吃。剂量过大容易出现不良反应或其他严重后果，剂量过小容易导致治疗失败、出现耐药。

"全程"是指服药要完成医生规定的疗程，切不可因为没有任何不舒服或者治疗后症状好转甚至消失了就提前停药，否则容易导致治疗失败、复发或出现耐药。

16. 服用抗结核药物时应注意哪些事宜

服用抗结核药一定要严格遵从医嘱，通常要注意以下几点：

（1）一般建议患者空腹顿服。建议患者在早餐前1~2 小时空腹服药，或者饭后2~3 个小时胃肠道基本排空的时候服用。顿服就是每天应该吃的抗结核药一次性服下，药物种类和剂量都要吃对（注意抗结核药和护肝药用法不同）。药物量多的话，可以分几口吞下。空腹顿服方式使药物在人体内吸收较好，有利于保证适当的血药浓度。如果服药后出现明显不良反应如恶心、呕吐、食欲下降等，也不是一定要坚持空腹顿服。为了减少胃肠道反应，有些抗结核药可以改为餐后服,或者改为睡前服,或者分成一天三次或一天两次服用,但是这些最好让医生根据患者的具体情况来决定,患者切不可按照自己的想法随意调整,以免导致治疗失败或出现耐药。

(2)用温开水送服即可。尤其是儿童患者服药时,不能用果汁、牛奶或其他汤水等代替。服药期间忌烟酒,尽量避免喝茶、喝咖啡,避免吃高嘌呤、高脂肪、辛辣、油炸食物,以免影响药效或加重不良反应。如果同时正在服用治疗其他疾病的药物应主动告诉医生,避免出现不良的药物相互作用。

(3)注意抗结核药物的常见不良反应。这是很重要的一点,服药后一旦出现不舒服,应当及时找医生咨询或处理,避免自行处理导致不良后果。

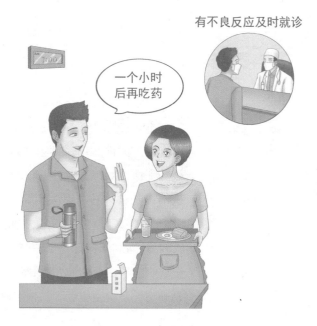

17. 保存抗结核药物要注意哪些事宜

抗结核药需妥善保存,若存放不当容易变质,储存时间过久会失效。储存药品应做到以下几点:

(1)所有的抗结核药都应放在阴凉、通风、干燥处,注意不要挤压,避免潮湿、阳光照射。

(2)复合制剂药物要求在避光、干燥的环境存放,如果室内温度过高,可将药品存放在冰箱的冷藏室内,注意冷冻层里不可存放。

(3)应放在儿童接触不到的地方。

(4)严禁与易燃易爆品放在一起。

(5)经常检查药品外观形状有无异常,如果出现异常,应咨询医生后再服用。

(6)如果需要短时间外出,应告知医生,带足够量的药品,并且选择合适条件保存药品。

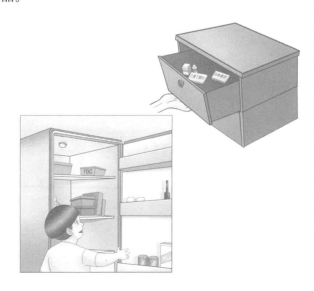

18. 不规律服药有什么危害

抗结核治疗最忌讳的就是"三天打鱼,两天晒网"!肺结核患者一旦不坚持规律治疗,经常漏服药、间断服药或者擅自停药,很容易产生以下严重后果:

（1）疾病不能得到治愈,患者体内的结核菌反复繁殖,形成慢性排菌。

（2）患者的排菌期延长,意味着他的传染期加长,造成结核菌传播,传染更多的健康人。

（3）容易产生耐药性,不规律服药可导致患者体内结核菌得不到及时杀灭或抑制,容易产生耐药突变。一旦演变成耐药肺结核,治疗会变得更加困难,治疗期延长 3~4 倍,治疗花费增加几十倍或百倍,严重者可导致治疗无效死亡。

因此,患者一旦确诊为活动性肺结核,应遵从医嘱,坚持规律治疗,及时杀灭结核菌,争取一次性治愈疾病。如果是因为服药出现不舒服,应当找医生处理,切忌自行停药。如果药快吃完了就应该及时复诊取药,不能等自己有时间了再复诊,以免缺药导致治疗中断。

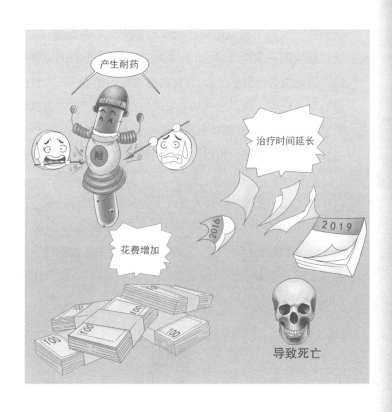

19. 服用抗结核药物后可能发生哪些不良反应

抗结核药品的不良反应该是大多数患者关心的话题了。其实，不良反应发生的严重程度、种类是因人而异的，比如有的患者吃药大半年也没见他说有哪里不舒服，而有的患者吃药还不到一周就已经出现明显的不良反应症状。一个从未服用过抗结核药的、没有其他慢性疾病的患者，医生也很难准确地预测他会出现怎样的不良反应，关键是要能及时发现并处理。服用抗结核药物后有哪些不良反应呢？

（1）胃肠道反应：较常见，大多表现为食欲下降，轻者仅感觉饭菜不如以前可口，但还吃得下；重者一点东西都不想吃。有的患者会出现胃部不适、反酸，甚至出现恶心、呕吐，把食物和药物都吐了出来。少数患者会出现腹痛、腹泻，轻者表现为腹部隐隐不适，大便次数增多但仍成形，重者可出现拉稀烂大便、水样便。

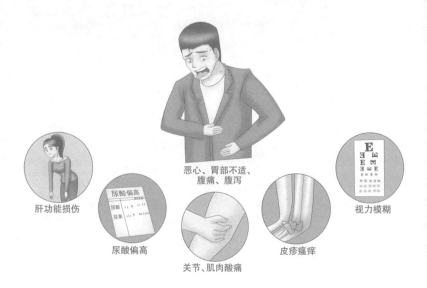

恶心、胃部不适、腹痛、腹泻

肝功能损伤

尿酸偏高

关节、肌肉酸痛

皮疹瘙痒

视力模糊

（2）肝功能损伤：常常可见，轻者没有症状，但可通过验血发现。若出现食欲不振、乏力，甚至身体、眼睛黄染，应警惕肝功能损害；有的还会出现恶心呕吐、腹胀、腹痛、腹泻，容易误认为是胃肠道反应，这类患者验血肝功能常提示转氨酶、胆红素升高，如果不及时处理，发展为重型肝炎可能会威胁生命。通常老年人、既往有肝脏病史的患者治疗后出现肝损的可能性会比普通患者高。

（3）视神经损害：在服用乙胺丁醇时临床上偶有发现，早期表现为眼睛不适、异物感、疲劳、视物模糊、眼睛疼痛、畏光、流泪等，进一步发展可出现视野缺损、视野缩小、红绿色视觉丧失，严重者可导致失明，但比较罕见。

（4）尿酸偏高：是常见的不良反应，很多使用吡嗪酰胺治疗的患者都会有。注意这个是验血的指标而不是验尿。尿酸偏高可以没什么症状，部分患者可能会出现关节酸痛，尤其是既往曾有尿酸偏高的患者，最常见的部位是脚趾关节、踝关节、膝关节，严重的上肢关节、肩背也会出现疼痛。

（5）过敏反应：常见的不良反应，多数表现为皮肤荨麻疹、红点红斑，通常伴有瘙痒。轻者可仅仅表现为暂时性皮疹，有的患者仅出现在四肢，有的可发展到躯干、头颈部甚至全身都有，严重的可见皮肤剥脱或皮肤瘀点瘀斑、皮下出血甚至内脏出血，但比较罕见。除了皮肤以外，严重的过敏还可能出现脸色苍白、酱油样尿、胸闷心悸、喉头堵塞感、呼吸困难等，这些也比较罕见。特别提醒：一旦出现这些罕见的表现请立即就医。

（6）其他可能发生的不良反应：少部分患者还可能出现神经精神症状，如失眠、周围神经损伤症状及血液系统损害的表现。

20. 如果出现抗结核药物的不良反应,需要如何处理

看到前面那么多不良反应,有些患者会担心治疗是否安全。其实不必过多担心,关键是要能及时发现并处理。服药后如果出现不舒服,最安全的做法是尽快寻求专科医生帮助,千万不可根据自己的想法应对,以免酿成严重后果。不良反应特别严重者可先暂停抗结核治疗,尽快找医生处理。不良反应有轻重之分,程度不同,其处理方法也不同。下面简单介绍如何处理这些不良反应。

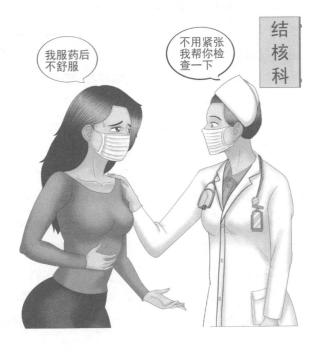

（1）胃肠道反应：轻度胃肠道反应只需对症处理，症状稍明显的，可在医生指导下调整服药时间，如改为睡前服药，餐前服药改为餐后服药，顿服改为分服。若调整后仍不能缓解、症状严重的，需寻求医生帮助开具治疗消化道反应的药物，停用抗结核药物或换其他药代替。值得注意的是，某些肝功能损害的患者也可以出现胃肠道反应，因此，应当及时做肝功能检查明确是否有肝损可能。

（2）肝功能损伤：轻度肝功能异常者，可继续原抗结核治疗方案，同时加强护肝治疗；中度肝损害者，应停用容易引起肝损的药物，积极护肝治疗；重度肝损害者，应立即停用所有抗结核药，同时使用强有力的护肝治疗，密切观察肝功能变化，若经积极处理后仍不见好转的，需要住院治疗及监测，避免出现重型肝炎等危重情况。

（3）视神经损害：首先应该考虑乙胺丁醇或异烟肼引起的可能性。处理方法是在医生指导下先分别停用这两种药，若停用后仍无好转，应考虑是否存在眼部疾病，必要时做眼科相关检查以明确。

（4）尿酸偏高：避免吃动物内脏、海鲜、火锅等，避免喝炖汤、含果糖的饮料果汁等，禁饮酒。如果没其他慢性疾病限制饮水，建议每日饮水总量可达2 000ml，增加尿量促进尿酸排出体外。遵从医嘱是否服用降尿酸药物，按时复查注意尿酸情况。若出现关节疼痛、甚至痛风发作，应尽快找专科医生处理。

（5）过敏反应：轻者可以只表现为少许皮疹，重者有可能危及生命。因此，出现过敏反应时应当及时就医处理。轻者给予抗过敏对症治疗即可，若处理后症状仍没有好转甚至继续加重，应停用导致过敏反应的药物并立即就医，以免延误病情。

（6）其他不良反应的处理：神经精神症状者可暂时观察，若症状加重或持续未见好转者，由医生结合病情权衡是否停用有关抗结核药，一般情况下停药后神经精神症状逐渐好转。对周围神经损伤可以补充 B 族维生素、腺苷谷胺等对症治疗，是否停用可疑的抗结核药应该由医生根据患者的病情需要来判断，还应注意检查血糖情况，排除糖尿病引起的周围神经炎可能。

21. 肺结核患者治疗期间需要做哪些检查

肺结核患者治疗期间所做的检查主要有：痰涂片、痰培养和 X 线胸片等，而了解治疗期间不良反应的检查主要有：血常规、肝肾功能、尿常规、电解质、听力、视力、视野、心电图等。那具体什么时候需要做这些检查，需要做多少次呢？一般情况下是这样的：

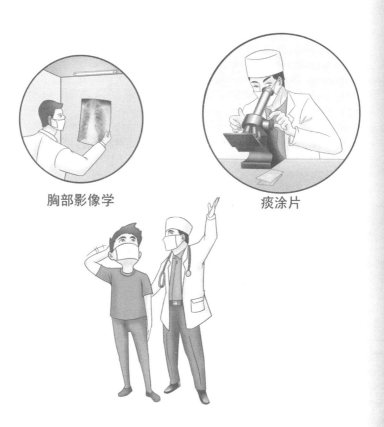

胸部影像学　　　　　痰涂片

（1）痰涂片：初治患者在治疗至第2个月末、5月末和疗程末（6月末）时各检测1次；复治患者在治疗至第2个月末、5月末和疗程末（8月末）时各检查1次。对于第2个月末涂片阳性的患者，需在第3个月末增加一次痰涂片检查。结核性胸膜炎、气管支气管结核或其他重症肺结核需延长治疗时间的患者，痰涂片检查时间为第2个月末、5月末和疗程末。

（2）胸部影像学：在2月末和疗程结束时各检查1次胸片。

（3）血常规、肝功能和肾功能：分别每个月检查1次。

（4）尿常规：有可疑肾脏损害或方案中包括注射剂时，每月复查1次。

（5）血糖：糖尿病患者每月复查1次。

（6）心电图：有相关症状时随时检查。

（7）视力视野：有视力受损高风险人群，在治疗过程中出现视力下降及时复查。

若患者治疗期间出现特殊情况，以上某些检查的次数可能需要酌情增加，比如治疗期间出现不良反应、症状加重或出现新的症状等。

22. 肺结核患者外出期间如何坚持服药

肺结核患者在治疗期间需要短期离开居住地时,也应该要坚持服药治疗。具体应该做到以下几方面:

(1)带足药品。外出前应告知基层督导员,并在主诊医生及基层督导员许可下带足量离开期间需服用的抗结核药物,避免出现药物不足导致治疗中断的情况,并保持通讯联系方式畅通。患者在外出期间如果出现药品不足情况,应及时联系基层督导员,在基层督导员协助下领取抗结核药,或到当地结核病定点医疗机构获取药品。

(2)设置提醒按时服药。患者可自行设定手机、闹钟、服药提醒等,如有随行同伴也可请其督促提醒服药,保证治疗不中断。

(3)出现不良反应及时咨询和处理。患者外出期间,服药出现不良反应时应及时联系基层督导员进行评估,并在基层督导员指导下到当地结核病定点医疗机构进一步诊治。

23. 患者的治疗管理一般由谁来做,如何做

肺结核的疗程较长,普通肺结核患者的治疗周期一般需要 6~8 个月,耐多药结核病治疗需要 18~24 个月。因此,要确保肺结核患者按要求全疗程规律服药,这对治疗的成功非常关键。患者的治疗管理需要结核病定点医疗机构、县(区)防治机构、乡镇级和村级医疗机构的密切配合。

(1)县级结核病定点医疗机构:根据患者的病情进行诊断并制定治疗方案,在治疗前对患者和其家属进行有针对性的健康教育,根据患者的实际情况(年龄、家庭情况、交通状况等)选择合适的管理方式。对于需要住院的患者必须采用医务人员管理的方式,由住院部的医护人员负责督导服药管理;对于门诊治疗的患者,若选择智能工具辅助管理,要培训患者和家属会使用智能工具;要告知患者与基层医疗卫生机构医生在第一次入户随访时共同确定好督导服药人员。在治疗过程中,定点医疗机构还负责了解患者的服药情况,处理药物不良反应。

(2)县(区)级防治机构:组织乡镇级、村级医疗卫生机构落实患者治疗管理。协助追回中断治疗的患者,并落实跨区域患者的管理。

(3)乡镇级、村级基层医疗机构:肺结核患者在结核病定点医疗机构登记治疗后,其居住地最近的乡镇卫生院、村卫生室或社区卫生服务中心(站)会

派出医务人员在 72 小时内访视患者,指定治疗期间的基层督导员,并向患者进行结核病防治知识及治疗期间注意事项的宣传教育。在随后的治疗中,基层督导员会进行定期随访,督促患者按时服药,及时了解患者的病情和药物不良反应发生情况,并进行相应的处置,到了复查时间提醒患者按时复查。目前,为了督导患者服药复查,协助患者顺利完成治疗,各地基层医务工作者除了应用传统的入户、电话、微信随访,还会利用 APP 软件、手机视频等督导形式进行服药管理。

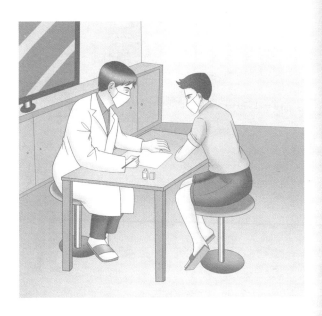

24. 目前有哪些新智能工具用于管理患者服药

自从有效抗结核药物问世后,结核病的治疗进入了化疗时代,实施有效的治疗管理是治疗成败的关键。国内外均采取世界卫生组织推荐的直接面视下的治疗方式进行服药管理,即每日在医务人员面视下服药。但此种方式实施起来难度较大。随着互联网技术的发展,越来越多新型智能工具被应用于结核病患者管理工作,包括结核病患者移动督导应用程序、电子药盒技术、结核病电子网络督导管理系统和语音短信督导系统等,有效提高了患者的服药依从性和督导人员的工作效率。

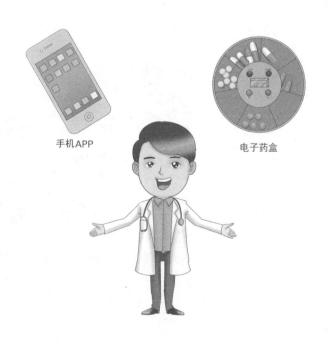

手机APP   电子药盒

（1）结核病患者移动督导管理应用程序（APP）：结核病患者移动督导管理 APP 的设计理念是将移动互联网技术应用到患者的督导管理中，探索患者督导管理的新模式，它包括结核助手 APP 和结核医生 APP 两部分。前者是面向结核病患者及家属的手机应用，包括服药及复查时间提醒、防治知识资讯及问答、患者间交流等功能；后者主要是加强医护人员之间交流和提高肺结核患者的便捷管理。患者可以通过该平台浏览所需健康资讯，向医生咨询病情相关问题，与病友互相分享和倾诉，该平台可个性化提醒服药和复诊，为患者提供更加便捷周到的健康服务，从而进一步提高治疗的依从性。

（2）电子药盒技术：电子药盒作为辅助患者服药管理的技术，除作为容纳药物的容器外，具有提醒患者按时服药、记录取药情况和提醒患者复诊等功能。患者定期携带药盒到结核病定点医疗机构取药，定点医疗机构收集电子药盒中的服药记录并评估患者的依从性。电子药盒在提高患者规律服药和定期复查取药中起到了重要的作用，有望成为监测和促进患者服药的辅助工具。

（3）其他：部分地区还探索基于互联网技术开发的结核病电子网络督导管理系统，开展如语音短信督导系统、互联网 + 手机视频督导系统等。

25. 耐多药肺结核如何进行治疗

耐多药肺结核患者至少同时对异烟肼和利福平这两种主要的抗结核药产生了耐药性，所以，这一类患者的治疗比普通结核病要复杂得多。耐多药肺结核患者的病情往往比较严重，治疗方案的制定难度较大，治疗所需药品种类多且大部分为二线抗结核药品，不良反应发生率也较高。为了更方便地了解治疗初期患者的病情变化、确定有效的治疗方案、及时发现并处理药物不良反应，耐多药肺结核就不能像普通肺结核那样门诊治疗即可，而是采取住院和门诊相结合的治疗方式。目前，一般先住院治疗，住院时间一般为 2 个月，可根据病情进行适当调整，但不少于 2 周，出院后即转入门诊治疗。

耐多药肺结核的治疗方案有两种：标准治疗方案和个体化治疗方案，由医生根据患者的病情、治疗史等制定合适的治疗方案。因耐多药肺结核患者至少已经对异烟肼和利福平这两种主要的抗结核药产生了耐药性，这类患者的治疗就需要选择另外的 4~5 种确定有效的抗结核药物进行联合使用，才能达到抑制细菌继续生长繁殖的作用，防止病情进展。耐多药肺结核的治疗周期为 18~24 个月。目前，我国正在逐步推广 9~12 个月的耐多药肺结核的短程治疗方案，此类方案的应用需要医生根据患者病情及既往的用药史严格判定。

考虑到耐多药肺结核患者病情较严重，服用药品种类较多，且容易出现药物不良反应，这部分患者均应全疗程接受医务人员直接面视下的督导治疗。

26. 耐多药肺结核治疗期间应注意哪些问题

耐多药肺结核患者的治疗较普通肺结核患者治疗时间长、治疗方案复杂、不良反应发生率更高,应引起足够的重视,需注意以下几个问题:

(1)保证坚持服药。按照医生所制定的治疗方案,按时规律服药,是耐多药肺结核治疗的关键。

(2)密切观察和处理不良反应。服药后可能出现的不良反应包括:胃肠道不适、皮肤瘙痒、关节疼痛、手足麻木等,严重者可能会出现呕吐、皮疹、视物不清、听力下降等;有些患者还可以出现神经精神系统症状(眩晕、头痛、失眠、抑郁等)以及电解质紊乱、听觉损害和过敏等不良反应。如出现上述任何情况,均应及时和医生联系,以便及时、妥善处理,不要自行停药或任意更改治疗方案,这会直接影响治疗效果。

(3)接受督导服药。耐多药肺结核患者全疗程服药均应在医务人员的面视下进行。住院期间由医院的医务人员督导服药,出院后在社区医生或村医督导面视下继续完成余下疗程的服药治疗。如出现身体不适,应及时到定点医院检查。耐多药肺结核患者的所有抗结核药都应存放在负责督导治疗管理的医务人员处。

(4)定期进行复查。治疗期间的复查,包括痰细菌学检查、血常规、肝肾功能、电解质、胸部影像学检查等,对判定治疗效果和是否需要调整治疗方案具有非常重要的意义,患者需要遵照医嘱做好定期复查。

(5)做好感染控制。耐药菌具有很强的传染性,又通过空气传播,因此,一定要保证居住房间通风。患者勿对他人咳嗽、打喷嚏,要认真佩戴外科口罩。患者切勿随地吐痰,痰液做好消毒处理。与其密切接触的家属在必须与患者近距离接触时需戴医用防护口罩。

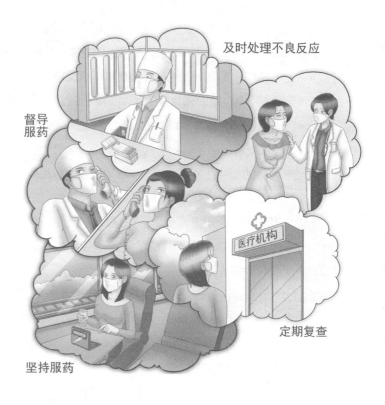

及时处理不良反应

督导
服药

医疗机构

坚持服药

定期复查

27. 结核分枝杆菌/艾滋病病毒双重感染患者如何进行治疗

结核病是艾滋病毒感染者/艾滋病患者常见的感染性疾病。结核分枝杆菌/艾滋病病毒双重感染患者治疗难度较大，效果较差。此类患者的治疗方案主要包括抗结核和抗逆转录病毒药物治疗，但是由于抗结核药物和抗逆转录病毒药物本身的毒副反应较多，加上各种药物毒副反应相互叠加、部分药物相互拮抗，这些都可能增加药物毒副反应及产生耐药结核病的概率，使治疗更复杂，治疗效果更差。所以在制定治疗方案时需要考虑治疗时机、治疗方案、药物毒副反应和相互作用、并发症等多个因素，患者务必到专业机构，由专业医生根据具体情况确定其个性化的治疗方案，切勿擅自使用他人治疗方案进行治疗。结核菌/艾滋病毒双重感染患者的治疗应遵循以下原则：

（1）抗结核治疗。对艾滋病合并结核病患者抗结核治疗原则与未感染艾滋病毒的结核病患者相同，建议使用 6 个月含利福平的抗结核方案，抗结核治疗尽可能采用每日治疗方案。使用替诺福韦/恩曲他滨（拉米夫定）加利托那韦蛋白酶抑制剂时，建议改用利福布汀代替利福平。

（2）抗病毒治疗。结核病一经诊断，应立即开展抗结核治疗，之后无论 CD4+T 淋巴细胞计数水平如何，都要尽快（在抗结核治疗 2~8 周内，最多不超过 8 周，严重免疫功能低下的患者应在 2 周内）开展抗病毒治疗。治疗过程中要注意药物不良反应及药物相互作用，必要时进行药物浓度检测。如果已经开始了抗病毒治疗后诊断有活动性结核的，在继续抗病毒治疗的前提下立即开始抗结核治疗，同时要评估原有的抗病毒治疗方案。

（3）机会性感染的治疗。机会性感染是艾滋病患者死亡的主要原因，随着感染艾滋病毒时间的增加，机体免疫力逐渐下降，艾滋病毒感染者对各种机会性感染的易感性也逐渐增加。与复杂且成本较高的抗病毒治疗相比，很多机会性感染可以使用相对简单、便宜的药物进行有效的预防或治疗，其中使用复方新诺明预防肺孢子菌肺炎（PCP）就是其中最具代表性的一种。此外，复方新诺明除对 PCP 有较好的治疗和预防作用外，对其他多种机会性感染性疾病也有一定的预防和治疗作用。

（4）预防性治疗。对于艾滋病病毒感染者有结核潜伏感染证据（结核菌素皮试试验（TST）≥5mm 或 γ- 干扰素释放试验（IGRA）阳性）或无结核潜伏感染证据，在排除活动性肺结核的前提下，建议进行 6 个月异烟肼的预防性抗结核治疗。预防性治疗不需要顾虑患者的免疫抑制程度，抗病毒治疗与否，既往抗结核治疗与否，怀孕与否等情况。

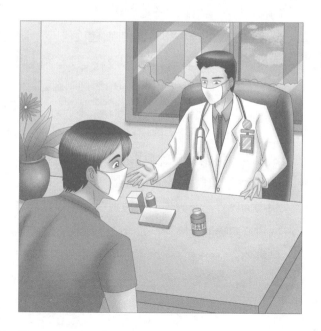

28. 肺结核合并糖尿病时治疗应该注意什么

肺结核和糖尿病联系密切,两者经常并存且相互影响,俗称"姐妹病"。肺结核合并糖尿病治疗比单纯肺结核治疗更复杂,在治疗过程要注意以下几个问题:

(1)两病需要同时治:由于糖尿病对肺结核的不良影响大于肺结核对糖尿病的影响,肺结核的疗效和预后很大程度上取决于糖尿病的控制程度,因此,首先要控制血糖。必须在控制糖尿病的基础上,肺结核的治疗才能奏效。因此,一经确诊糖尿病合并肺结核,首先要认真控制糖尿病,只有使血糖降至正常或理想水平,才能提高机体抗感染能力,也才能提高抗结核药效果,促进病情改善。

(2)严格监测药物不良反应:抗结核药和降糖药都可引起消化道的不良反应,造成患者食欲差,导致低血糖甚至休克,严重者危及生命。同时这两类药还可造成肝功能和肾功能(抗结核注射剂)的损害,需高度警惕。

(3)适当延长疗程:合并糖尿病的初治肺结核患者在积极治疗糖尿病的同时,采用含异烟肼、利福平的 4 药联合化疗方案,疗程以 1 年为佳。至于复治病例,则应选用敏感药物的联合方案,疗程不定,视病情及痰菌变化而定。并发糖尿病的耐药及耐多药肺结核的治疗原则与耐药结核病相同,但需注意治疗期间受到糖尿病并发症的不良影响。

（4）注意药物间作用：注意避免抗结核药与降血糖药的相互作用。长期用异烟肼可影响糖代谢，使糖耐量降低，因此，在用药期间应定期检查血糖并采取相应措施。利福平有酶诱导剂作用，会促使肝脏分泌肝药酶，加速甲苯磺丁脲等降糖药的代谢与排泄。慎用加替沙星等对血糖有影响的药物。特别要注意血糖水平的监测。如出现血糖异常，应该立即咨询专业医生。

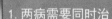

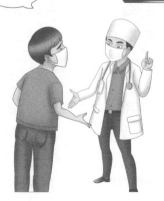

29. 结核病患者健康服务管理项目可以为结核病患者提供哪些治疗帮助

2015年6月起,我国将结核病患者健康管理项目纳入国家基本公共卫生服务包,由当地乡镇卫生院、村卫生室、社区卫生服务中心(站)等基层医生提供相关服务。该项目包括两项服务,一项是可疑者推介转诊,即在接诊过程中发现肺结核可疑症状者,需登记并转诊推介到当地结核病定点医疗机构;另一项是患者随访管理,即对到本机构的确诊肺结核患者提供随访管理服务,随访管理服务内容包括以下几个方面:

(1)建立并完善健康档案:为无健康档案的结核病患者建立居民健康档案,在健康档案既往史中记录结核病病史和确诊结核病时间。

(2)第一次入户访视:在收到治疗管理通知72小时内对结核病患者进行第一次入户访视。内容包括:与确定的督导人员一起对患者家庭居住环境进行评估,对患者及家属进行结核病防治知识健康教育,告诉患者出现病情加重、严重不良反应、并发症等异常情况时要及时就诊。

(3)督导服药:由医生或培训合格的其他督导人员(家庭成员、志愿者等)对患者进行直接面视下的督导服药,或由智能工具提醒患者服药,并在"肺结核患者服药记录卡"上记录服药情况,同时提醒患者定期复查。

（4）每月随访管理：在患者治疗期间，每月对患者进行随访管理，随访方式可以为电话访视，也可以是门诊或入户随访。每月随访管理的内容包括患者生活方式改善情况，抗结核药物治疗情况，是否出现漏服药及漏服药次数和原因，是否出现不良反应，对出现不良反应的患者进行健康指导或转诊到对应医疗机构进行进一步诊治。同时与患者约定下次随访时间和方式。

（5）结案评估：对结束治疗的患者，进行结案评估，记录患者治疗期间需要访视和实际访视情况，患者总体服药情况及治疗转归情况，并将已结案患者资料完善后存档保存。

30. 治疗期间怎样做好饮食调养和身体锻炼

肺结核是一种慢性、消耗性疾病。因此,肺结核患者除了必需的药物治疗外,饮食调养和身体锻炼对疾病的恢复也很重要。

(1)加强饮食调养。结核病的症状会消耗机体组织蛋白和热能,部分患者可出现营养失衡状态。因此,在食物蛋白质和热能的供应上,要比正常人高,以奶类、蛋类、动物内脏、鱼虾、瘦肉、豆制品等食物作为蛋白质的来源。牛奶含酪蛋白及钙质较丰富,是结核患者较为理想的营养食品。热能供给量以维持患者正常体重为原则,但脂肪不宜多吃,建议以植物油为主。维生素对机体修复有较大促进作用,要添加富含各种维生素的食物。还应多吃绿叶蔬菜、水果,增加铁质供应。尽量不吃刺激性食物及辛燥生痰之物。

(2)适当体育锻炼。除了一些患有严重并发症、严重不良反应、近期手术的患者外,大部分肺结核患者都可以进行适当的体育锻炼,体育锻炼可以增强机体各个系统的生理功能,使肺结核患者精神振奋、心情愉快、食欲良好、体重增加、免疫力增强,这些对于病灶吸收和提高药物疗效都有好处。不宜选太剧烈的体育锻炼,以散步、太极拳、气功、保健操等项目为宜,而且运动量应循序渐进逐步增加。肺结核患者在选择体育锻炼方式、运动量时,应根据病情而异的原则。此外,锻炼时间段也要适宜,应选择环境整洁、空气新鲜处进行,不宜在雨天、雾霾等天气锻炼,锻炼时应注意预防受凉、感冒,避免不良刺激。

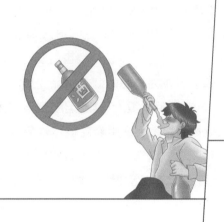

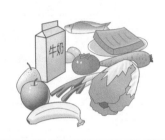

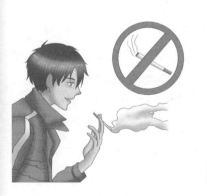

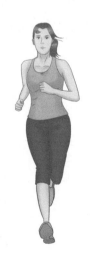

31.肺结核患者常见的心理问题有哪些,患者如何做好自我心态的调整

肺结核是慢性传染性疾病,尤其耐药肺结核,病情更加严重、疗程更长。绝大部分的患者都能正确面对疾病,积极进行治疗,但小部分患者则心理压力较大,容易出现情绪波动,甚至出现拒绝服药等情况,从而影响治疗和预后,应该对此部分患者引起高度重视。肺结核患者最常见的心理问题主要表现在以下几个方面:

(1)焦虑、恐惧。患者往往害怕治不好,担心医生的诊断或治疗方案不明确,担心治病花钱太多,担心服药会有不良反应,担心对家人和朋友的传染,担心不能上学或上班,担心周围人对自己歧视等。其实这些担心都是源于对肺结核的了解不够,患者首先要明白肺结核是可防可治的,摆正心态,主动了解肺结核相关的科普知识,树立治愈的信心。

(2)悲观、绝望。有的患者因为自己生病,某些症状导致身体不适,劳动能力受影响,经济收入不能得到保证等原因,情绪可能会变得很悲观,可表现为大发脾气、对事业和生活失去信心,对外界事物不感兴趣,有的患者自暴自弃、放弃治疗甚至轻生。这时患者应充分认识到疾病状态只是暂时的,只要坚持规范治疗,积极面对,就可以摆脱疾病的困扰,尽快恢复正常的生活。

（3）部分患者可出现孤独、依赖、拒绝、内疚等心理。建议患者应主动和医生及身边的人沟通，将自己内心的想法告诉他们，正视疾病，树立战胜疾病的信心，家人也要给结核病患者更多的关心，帮助患者解决治疗过程中存在的困难，打消其思想顾虑，从而达到治愈患者的目的。

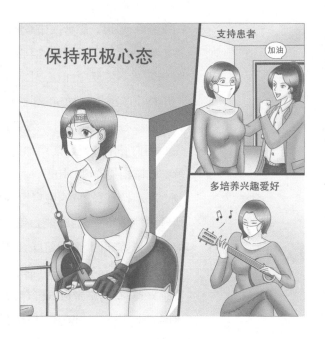

32. 如何关爱肺结核患者

肺结核患者因疾病而使健康受到损害,治疗又需要较长的时间,因此我们应该要关爱肺结核患者,帮助他们战胜疾病、渡过难关。

(1)帮助患者正确了解结核病,结核病是一种病因明确、可防可治的疾病,绝大多数患者坚持合理治疗能够治愈,日常生活中要掌握如何预防结核病的知识,消除社会偏见与歧视,尊重肺结核患者。

(2)帮助患者正确认识肺结核的传染性和致病性。并非所有与肺结核患者接触的人都会被传染。如果接触者免疫力强,即使与肺结核患者密切接触而吸入了结核菌,人体免疫系统也可将结核菌杀灭而不引起感染。人体感染了结核菌,在长期的精神紧张以及工作、学习劳累、生活不规律等因素导致免疫力下降时,体内结核菌生长繁殖才可能引起发病。

(3)帮助患者树立坚持治疗的信心与决心。排菌的传染性肺结核患者,一般接受了正规治疗2周后其传染性会明显下降。经2~3个月积极治疗后,可症状消失、痰菌转阴、病灶吸收,逐渐恢复劳动力。经6~8个月正规治疗,90%以上患者可以治愈,这时就可以和正常人一样生活、工作和学习了。

（4）帮助患者采取预防结核菌传播的措施。帮助患者积极配合医生治疗、尽快消除疾病传染性，就是对家人和朋友最好的保护，采取正确的预防消毒措施，减少结核菌传播，具体做法可参照本书预防篇相关章节。

（5）做好家属及亲友的健康教育。要告诉家属和亲友预防结核病的基本知识，做好个人防护。另外，结核菌是通过呼吸道传播，不是饮食传染，病情稳定的患者可以与家人共同进餐。多与患者谈心，以爱心唤起患者战胜疾病的信心和勇气，积极帮助患者解决遇到的困难和问题，争取早日康复。

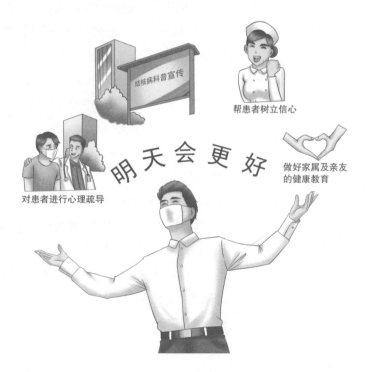

结核病科普宣传

帮患者树立信心

明天会更好

对患者进行心理疏导

做好家属及亲友的健康教育

33. 我国对肺结核患者治疗有哪些免费的政策

由于肺结核具有传染性,治疗周期较长,正规治疗至少有 6~8 个月的疗程,且需要联合使用多种药物。很多患者由于经济原因很难坚持规范的全程治疗。为保证这些患者完成治疗,控制结核病疫情,国家出台了肺结核患者的免费政策,对患者提供免费的抗结核药物治疗和部分免费的检查。

在我国各地的结核病定点医疗机构负责落实国家的免费政策,为发现并确诊的活动性肺结核患者免费提供全疗程(初治患者治疗 6 个月,复治患者治疗 8 个月)一线抗结核药物治疗和痰涂片检查。抗结核治疗药包括国家标准治疗方案中规定的抗结核药品、注射器和注射用水。免费痰涂片检查在治疗的 2 月末、5 月末、6 月末(复治患者为 8 月末)进行。需要说明的一点是:在治疗过程中,因抗结核药物对肝肾功能等可能造成一定的损害,为了及时发现药物的不良反应,在治疗过程中需要开展肝肾功能定期复查等检查项目,而这部分检查的费用不在国家规划免费项目范围内。有的患者还需要服用一些保肝、止咳、化痰、降尿酸等对症治疗的药物,这些费用也不在国家规划免费项目范围内。有些地区可以通过城乡居民医保、城镇职工医保、贫困结核患者救助等途径按规定进行一定比例的报销。

四、答疑篇

1. 肺结核可以治好吗

普通肺结核患者通过规范治疗，绝大多数是可以治好的。耐药肺结核患者积极配合医生治疗，大部分也是可以治好的。为确保治疗效果，医生需要通过了解患者既往服药情况、痰菌检查、药敏试验等检查结果，制定多种抗结核药物组成的化疗方案。普通肺结核治疗全程需要 6~8 个月，耐多药肺结核治疗全程需要 18~24 个月。在治疗过程中要坚持多种有效药物联合使用，而且要按照医生要求规范治疗，不能随意中断治疗。因服药时间较长，一般患者很难坚持完成全部疗程，为此，医生需要对患者进行服药管理，督促患者每天按时服药。在服药后部分患者可能会出现胃肠不适、恶心、皮肤瘙痒、关节疼痛等不良反应，这属于服药后的正常现象，要及时和医生取得联系，以便妥善处理，千万不要自行停用或者任意更改治疗方案，否则会影响治疗效果。在治疗过程中，医生应根据患者的症状缓解情况、胸片显示病灶吸收情况以及痰菌阴转情况，适时调整方案。

没有遵从医嘱按时规律服药、时断时续治疗，或没有完成规定的疗程，就擅自停药的做法是非常危险的。这样做不但不能治好肺结核，还可能导致对使用的药物产生耐药的情况，也就是说原来的药物就不能有效杀死结核菌。因此，一定要避免出现这些情况，才能彻底治好肺结核。

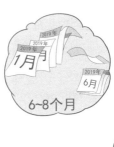

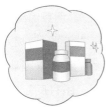

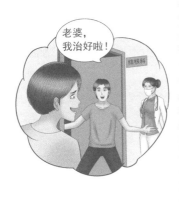

2. 结核病能被彻底消灭吗

结核病最终能被彻底消灭,但目前还暂时做不到。

目前采取的结核病防治措施主要是针对患者群体,还没有针对预防感染者发病的有效措施,因此结核病很难在短期内消灭。要想彻底消灭,需要研发出新的有效的预防和治疗工具,如预防性疫苗和治疗性疫苗,有效的预防性疫苗在使用后可以保护健康人不被结核菌感染,有效的治疗性疫苗可以保护已经受结核菌感染的人不发病。接种卡介苗产生的保护作用是有限的。卡介苗是在 20 世纪 20 年代首次应用到人体的,因其安全有效在全世界逐步推广应用。我们国家新生儿在出生后的 24 小时内接种卡介苗,它对预防儿童结核病,特别是预防儿童结核性脑膜炎和血行播散性结核病效果明显。但随着时间的推移,卡介苗建立的预防作用逐渐减弱,15~20 年后作用几乎消失。卡介苗距今已经有近 100 年的历史了,虽然不完美,但目前没有更好的疫苗替代。另外结核菌非常"狡猾",容易发生基因突变,这就是所谓的耐药,给治疗带来困难,导致原来治疗的药物杀菌效果减弱。还有反复感染发病的问题。一般来说,经过规范治疗的肺结核患者,再次发病几率很低。但是,如果再次接触具有传染性的肺结核患者时,还是有发病可能。人体不是一次感染结核菌,就会对其产生终身免疫,不再得结核病了。因此,只有新的、更加有效的疫苗等新工具研制成功,才能彻底消灭结核病。

3. 当前我国治疗结核病的机构主要有哪些

结核病是严重危害我国民众健康的重大传染性疾病。为了加强结核病的防治工作,全国各地陆续建立了结核病防治服务体系。防治服务体系的建立经历从城市到农村、从省级到基层的不断发展和完善的过程。当前,随着我国进一步深化医疗卫生事业改革,全国结核病防治服务体系发生变革,逐步从由疾控机构单一负责,向疾控机构、定点医疗机构和基层医疗卫生机构分工明确、协调配合的综合防治服务模式转变。目前,我国负责治疗结核病的定点医疗机构有省级、地(市)级、县(区)级三级定点医疗机构。省级、地(市)级结核病定点医疗机构主要负责疑难重症及耐多药肺结核等患者的诊断和治疗服务;县(区)级结核病定点医疗机构负责普通肺结核患者的诊断、治疗和管理服务;疾病预防控制机构和基层医疗卫生机构负责肺结核患者居家服药治疗期间的督导管理。如果需要了解当地结核病定点医疗机构情况,请咨询当地的疾病预防控制中心。

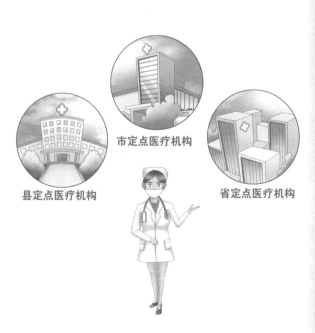

市定点医疗机构

县定点医疗机构

省定点医疗机构

4. 肺结核会遗传吗

肺结核不会遗传。因为肺结核是由结核杆菌引起的一种慢性呼吸道传染性疾病,而不是遗传性疾病。有时会在一个家庭中出现父母亲得病之后,子女又得病的情况,这是由于共同生活、密切接触导致结核杆菌在家庭内传染所致,而不是遗传基因引起的。因为结核菌通过空气传播,当一个家庭中出现传染源(肺结核患者),若未采取预防措施(如未经常通风,或患者咳嗽、打喷嚏时未注意掩口鼻等),很容易传染给共同居住或日常关系比较密切的其他家庭成员。

肺结核虽不是遗传病,但是母亲患有肺结核,可能会通过血行感染(结核菌通过血液感染胎盘进而感染胎儿)、消化道感染(胎儿咽下被结核菌污染的羊水),导致胎儿在母体子宫内被结核菌感染而发病。

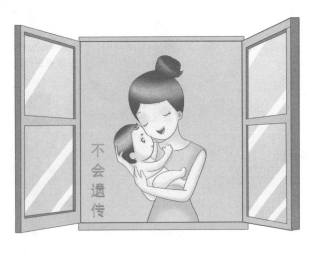

5. 学生得了肺结核怎么办

学生一旦被确诊为肺结核,要主动向学校校医和班主任报告,不要隐瞒病情、不可带病上课,应根据结核病定点医疗机构的诊断证明及时进行休学治疗。同时还要配合接受结核病防治机构的调查、采集样本、密切接触者筛查、隔离治疗和督导管理等预防控制措施,并如实反映有关情况。

心理上要注意调整心态,正确理解老师、同学们和家人暂时的疏远是因为对结核病必要的防范,不是针对患者本人。不要太过害怕,要树立治愈的信心,只要严格按医生的嘱咐服药和复查,规范完成 6~8 个月治疗疗程,绝大多数患者是可以治愈的,还可以避免传染他人。

结核病是一种消耗性疾病,如果继续学习可能加重病情,也会传染给同学。当学生被确诊结核病后,结核病定点医疗机构会严格按照《学校结核病防控工作规范(2017 版)》要求为患病学生开具休学诊断证明。病原学阳性肺结核患者和重症病原学阴性肺结核患者经规律治疗完成全疗程达到治愈或治疗成功的标准方可复学。病原学阴性肺结核患者必须经过 2 个月的规范治疗后,症状减轻或消失,胸部 X 光片病灶明显吸收,后续 2 次痰涂片检查均阴性,并且至少一次痰培养检查为阴性(每次痰涂片检查的间隔时间至少满 1 个月)方可复学。学校根据定点医疗机构的休、复学证明对患病学生严格实施休、复学管理。

此外,患病学生在治疗期间还需注意休息、加强营养,在膳食方面应以高热量、高蛋白的食物为主,应多吃维生素丰富的蔬菜和水果,再搭配一些粗粮,以帮助增强抵抗力,补充机体的消耗,并保持肠道通畅。同时要减少与其他人的接触,尽量不要到人群密集的地方活动,严格按照医生要求服药和复查。

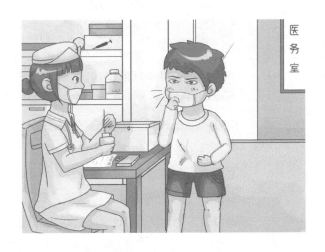

6. 外地务工人员得了肺结核怎么办

务工人员在外出前要关注自身健康,最好做个体检,如患有肺结核,尽量在本地接受治疗,不要再外出打工,这样有利于治愈疾病、减少传播。外地务工期间得了肺结核,需要注意以下几个方面:

(1)放松心情不要害怕。肺结核是一种诊断明确、疗效确切的呼吸道传染病,只要坚持 6~8 个月的规范治疗,绝大多数患者是可以治愈的。在治疗过程中,要按照医生的嘱咐定期到结核病定点医疗机构进行检查,以便于医生及时了解疗效,合理制定和调整治疗方案。

(2)患者有自由选择治疗地点的权利。患者既可以留在打工地治疗,也可以返乡治疗。患者尽量留在居住地完成全程治疗,如必须离开,应主动告知主管医生或者负责随访管理的医生自己将去的地方(明确到县区),医生会联系该县(区)的结核病定点医疗机构,并为其办理转出手续,就是将患者前期接受检查和治疗的信息转给该县(区)的结核病定点医疗机构,一是避免重复做化验和检查,增加经济负担;二是便于患者继续接受治疗管理,从而确保治疗成功。

(3)注意休息。如果原来从事重体力或其他高强度的体力劳动,要请假休息,切不可认为自己年轻、身体素质好,不重视结核病,导致过度劳累,影响了结核病的康复。为了增强抵抗力,还要保证充足的睡眠,多吃些有营养的食物,注重心理调节,不要有思想负担和心理压力,如果原来吸烟、喝酒等,为了早日康复,要戒烟和戒酒。

（4）注意预防传染给他人。外地务工人员多数居住环境较差，通风条件不好。患者要保持居室通风，佩戴口罩，避免工友被感染。如果居住条件许可，尽量与其他工友分室居住。还要注意不要随地吐痰，要将痰液吐在有消毒液的带盖痰盂里，不方便时可将痰液吐在消毒湿巾或者密封痰袋里，也可以将痰液吐在纸上包好，放在密封罐或塑料袋中暂存，集中带到室外焚烧。这些措施都可以防止将结核菌传染给他人。

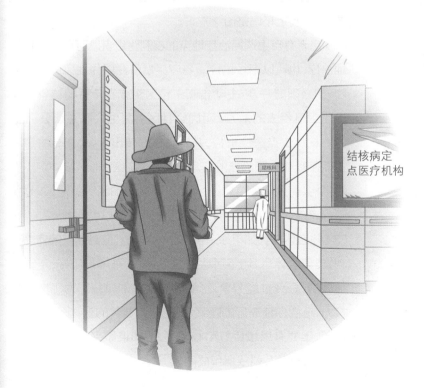

结核病定
点医疗机构

7.肺结核患者能结婚吗

未结婚的肺结核患者在患病期间不宜结婚,已准备结婚者,也应适当推迟婚期。一方面结婚事务繁多,患者因忙碌致身体过于劳累,加重病情,给规律的抗结核治疗带来不利影响;另一方面,由于婚后夫妻生活密切接触,可能会将肺结核传染给对方。因此,必须在肺结核治愈后再考虑结婚,既利于本人,也利于对方和整个家庭。

肺结核患者要结婚,最好达到:

(1)按医生制订的治疗方案规律治疗,并已完成规定疗程;
(2)完成疗程后,经2~3次查痰,痰中查不到结核菌;
(3)胸片显示病灶已痊愈;
(4)停药后定期拍胸片、查痰,持续观察1年,无复发。

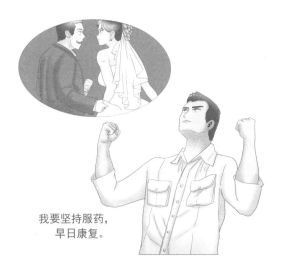

我要坚持服药,
早日康复。

8. 患肺结核的妇女能生育吗

患肺结核的妇女经过规范治疗,并彻底治愈半年后,检查证实结核病未复发,咨询过医生后,才能考虑怀孕。

治疗期间的妇女,要尽量减少过夫妻生活,同时采取避孕措施,避免怀孕。肺结核属于慢性消耗性疾病,除规范治疗外,还需要加强营养、增强自身抵抗力,才能成功对抗疾病。患肺结核的妇女本身健康状况不佳,怀孕后会进一步加重机体负担,使机体免疫力降低,造成病情恶化。

抗结核药物如利福平、链霉素等对胎儿生长发育会产生不良影响,甚至引起胎儿畸形。治疗前已经怀孕的,应咨询医生,及时终止妊娠,随后进行抗结核治疗。如果怀孕后期发现肺结核,除了分娩要特别注意外,产后应配合医生积极进行抗结核治疗。母亲在活动性肺结核期间的,孩子出生后不能母乳喂养,新生儿免疫力低,需要与母亲隔离,防止被结核菌感染。

如果还有其他关于生育的问题,请咨询医生,切不可擅自决定。

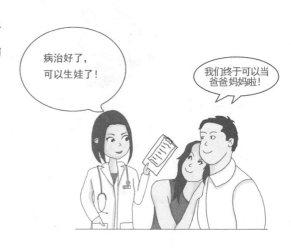

9. 哺乳期查出肺结核怎么办

哺乳期查出肺结核,应积极配合医生抗结核治疗和规律服药,同时停止母乳喂养,而采用人工喂养。哺乳会增加母亲的营养需求,加重精神和身体负担,影响正常休息,不利于结核病的治疗和恢复;有些抗结核药物还会通过乳汁分泌,药物会影响到婴儿的生长发育;如果母亲是处于活动期的肺结核患者,具有一定的传染性,还可能使免疫力很低的婴儿受到结核菌感染,因此要与婴儿隔离,分室居住,尽量减少密切接触,如需接触,要做好感染防护。

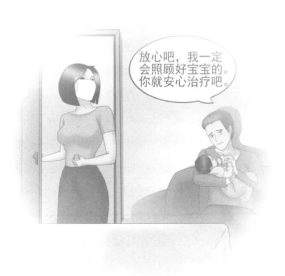

10. 为什么肺结核患者不能吸烟与饮酒

肺结核患者不能吸烟与饮酒,是因为吸烟与饮酒本身对身体有害无益,更会加重患者病情,影响抗结核药物治疗效果。

肺结核的病变可累及肺泡的实质和间质。患者如果吸烟,烟草中的尼古丁等有害物质会对患者的气管和支气管造成不良影响,使本已经受损的肺部雪上加霜,患者的咳嗽、咳痰等症状加重,易出现咯血,甚至发生大咯血而危及生命。烟草中有害物质还会杀伤机体的免疫细胞,不利于机体的恢复。因此,肺结核患者应该戒烟。

饮酒对身体的危害更大。对正常人来说,大量饮酒会对胃黏膜产生刺激作用,长期喝酒还可能导致胃溃疡、慢性胃炎等疾病,会加重肺结核患者服药后的胃肠道反应。酒精在进入人体后,主要通过肝脏进行分解、代谢,酒精的代谢产物乙醛对肝脏有明显的毒性作用。有些抗结核药物对肝脏功能有影响,但是这种影响是在可控范围内的,如果肺结核患者在治疗期间饮酒,因酒精和药物都需要通过肝脏分解和代谢,就会加大肝脏负担,使肝损害出现得更早、更严重,使抗结核治疗不能正常进行,降低药物治疗效果,导致肺结核患者治疗时间延长,甚至治疗失败。因此,肺结核患者在治疗期间应该戒酒。

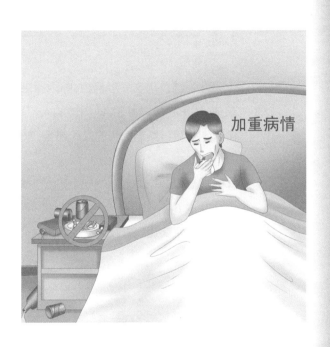

11. 有传染性的肺结核患者治愈后还会传染给周围的人吗

在回答这个问题前,我们要了解结核菌传播的环节。首先要有传染源,传染源是构成传播的首要环节。传染源一定是排菌的肺结核患者。然后再通过咳嗽、咳痰、打喷嚏、大声说话等方式,排出含有结核菌的飞沫,周围的人吸入该飞沫而引起结核菌感染。

传染性肺结核患者一经治愈,肺内原来存在的结核菌被全部杀死,就不是传染源了,对周围的人不具有传染性,所以不会再将结核菌传染给周围的人。那么,怎样算是治愈呢?

肺结核治愈的标准:肺结核患者必须按照规定的治疗方案治疗并完成 6~8 个月的全部疗程,痰中查不到结核菌,肺内原来的活动性病灶已吸收、钙化、纤维化。

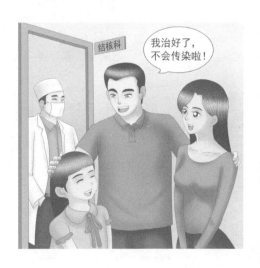

12. 肺结核治好后还会复发吗

随着抗结核药物、治疗方案的改进,如果肺结核患者按照标准的治疗方案规律治疗,完成规定疗程,绝大多数患者是可以治愈的,患者治愈后 2 年复发率仅为 2% 左右。复发一般有两种可能:一是原来体内少量的、休眠的结核菌复活了,引起内燃性发病;二是又接触到具有传染性的肺结核患者而被再次感染,引起外源性发病。所以,停药后进行适当身体锻炼、加强营养、积极治疗合并症(如糖尿病、矽肺病和慢性阻塞性肺病等)等均是防止复发的有效措施。

常见的复发的原因及预防措施:

(1)不规律治疗:既往不规范治疗,服药时断时续,服药次数不足应服药次数的 90%。为了避免这种情况出现,患病一定要规范治疗、遵医嘱规律服药(按时、按量服药),真正治好结核病,才能降低复发率。

(2)免疫功能低下:治愈后患者由于工作劳累、营养不良,加之吸烟、饮酒,平时又缺少体育锻炼,容易复发。因此平时要加强营养,戒烟限酒,避免过度疲劳,使身体处于良好状态。

(3)基础疾病的影响:治愈后的肺结核患者,由于一些基础的慢性疾病如糖尿病、矽肺病和慢性阻塞性肺病等,使机体的身体状态恶化,易复发。因此要积极治疗基础疾病、控制好血糖、提高肺部功能。

总之，要提高机体抵抗力、减少感染机会、降低复发风险，治愈停药后必须定期复查，主要是在前两年，每半年复查一次。如果有呼吸道症状及时就诊。

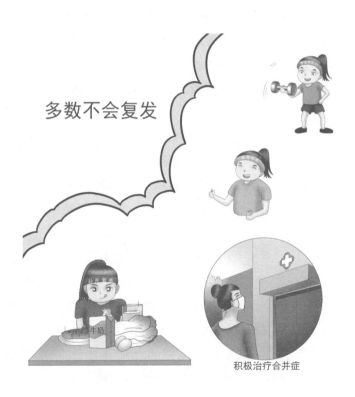

多数不会复发

积极治疗合并症

13. 耐多药结核病有哪些危害

（1）耐多药结核病治疗困难,对健康危害大:耐多药结核菌至少需要 18~24 个月的抗结核治疗,广泛耐药需要 36 个月的治疗,随着病情的加重,治疗愈发困难,即便当前科学地选用以二线抗结核药为主的治疗方案,仍然有一部分患者是不能治愈的,治愈率仅仅有 50%~60%,病死率高。

（2）耐多药结核病治疗费用高,导致家庭贫困:耐多药结核病的治疗费用比一般普通结核病要高出几十甚至百倍,医疗负担十分沉重,导致家庭灾难性支出的比例增高。由于耐多药患者多数是反复治疗,医疗花费大,耗尽家里原有的积蓄,导致因病致贫、因病返贫。也有一些患者因经济困难而停止治疗。

（3）耐多药结核病对社会危害大:耐多药患者在不断地传播耐药结核菌。一部分患者不能及时地被发现和治疗,在人群中不断传播;已经发现的耐多药患者,由于得不到及时、规律的治疗,痰菌不能尽快阴转也增加了耐药菌传播的时间;患者在没有任何防护的情况下乘坐交通工具或到人群密集的公共场所活动,给耐药菌向外传播提供了可乘之机,扩大了传播的范围,殃及更多人感染。耐多药结核病患者得不到有效治疗直接影响我国社会的稳定和经济的持续发展,已成为重要的公共卫生和社会问题。

图书在版编目（CIP）数据

结核病 /周琳，刘磊主编 .—北京；人民卫生出
版社，2019

（"三区三州"健康促进科普丛书）

ISBN 978-7-117-28486-8

I.①结… Ⅱ.①周…2刘… Ⅲ.①结核病－防治

Ⅳ.①R52

中国版本图书馆 CIP 数据核字（2019）第 092221 号

人卫智网　www.ipmph.com　医学教育、学术、考试、健康，购书智慧智能综合服务平台
人卫官网　www.pmph.com　　人卫官方资讯发布平台

书　　名　"三区三州"健康促进科普丛书——结核病
主　　编　周琳　刘磊
出版发行　人民卫生出版社（中继线 010-59780011）
地　　址　北京市朝阳区潘家园南里 19 号
邮　　编　100021
E - mail　pmph @ pmph.com
购书热线　010-59787592　010-59787584　010-65264830

印　　刷　三河市博文印刷有限公司
经　　销　新华书店
开　　本　850×1168　1/32
印　　张　4.5
字　　数　116 千字
版　　次　2019 年 8 月第 1 版　2022 年 5 月第 1 版第 6 次印刷
标准书号　ISBN 978-7-117-28486-8
定　　价　25.00 元

打击盗版举报电话：010-59787491　E-mail；WQ @ pmph.com
（凡属印装质量问题请与本社市场营销中心联系退换）

57检